대한민국
최고의 명의가
들려주는

간염

SNUH 서울대학교병원

Health+12

대한민국 최고의 명의가 들려주는

간염

초판 1쇄 발행 2015년 11월 30일
초판 2쇄 발행 2023년 12월 1일

지은이 김윤준

펴낸곳 서울대학교출판문화원
주소 08826 서울 관악구 관악로 1
도서주문 02-889-4424, 02-880-7995
홈페이지 www.snupress.com
페이스북 @snupress1947
인스타그램 @snupress
이메일 snubook@snu.ac.kr
출판등록 제15-3호

ISBN 978-89-521-1667-3 04510
978-89-521-1498-3 (세트)

SNUH 서울대학교병원
Health+12

대한민국
최고의 명의가
들려주는

간염

김윤준 서울대학교병원 내과 교수

서울대학교출판문화원

발 간 사

첨단 지식정보화 사회에 들어 눈부신 의학발전에도 불구하고 여전히 병마와 싸우는 수많은 환자들이 있기에 우리는 한시라도 마음이 편할 수가 없습니다.

이번 서울대학교병원 Health⁺ 시리즈는 정보의 홍수 시대에 근거가 빈약한 의학정보가 무분별하게 난무하는 상황에서 의학적 근거와 기준을 제시하며 표준화된 건강정보를 제공하고자 총 7권으로 발간되었습니다.

특히 이 책은 대한민국 암 발생률 1위인 위암을 시작으로 유방암, 간암, 췌장암 등 다양한 암 질환과 각종 질병까지 의료진이 오랜 기간 걸쳐 축적해 온 경험과 의학지식을 알기 쉽게 풀어가고 있습니다. 또한 각 질환별로 증상, 진단, 치료, 재활, 건강관리 등 환자들이 궁금해하는 점을 중심으로 일반인들도 이해하기 쉽게 구성되어 있습니다.

무엇보다 이 시리즈를 통해 서울대학교병원 최고 명의들이 건강과 질병에 대한 전문적 지식을 국민들과 함께 공유함으로써 국가중앙병원으로서 국민건강관리의 올바른 방향을 제시하고 평생건강을 계획하고 관리하게 된 것은 정말 소중한 일이 아닐 수 없습니다.

이 책의 발간에 수고를 아끼지 않은 원고 집필 교수진과 서울대학교출판문화원 편집진에게 감사를 드리며, 이번 Health+ 시리즈 발간이 우리 모두의 건강한 미래를 밝히는 소중한 길잡이로서 국민 모두가 더욱 건강하고 행복한 삶을 영위해 나가는 뜻깊은 계기가 되기를 기대합니다.

2013년 8월 25일

서울대학교병원장 오 병 희

이 책을 펴내며

간은 우리 몸의 화학 공장이라고 할 만큼 수많은 대사 작용이 일어나는 중요한 장기이다. 흔히 간에 생기는 병으로 간경화나 간암을 먼저 떠올리는데, 이러한 질병들도 처음에는 간염으로 시작하는 경우가 대부분이므로 간염은 간의 건강 상태를 보여 주는 중요한 질환으로 꼽힌다.

간염을 일으키는 원인은 바이러스, 알코올, 지방간 질환, 약물, 자가면역 질환 등과 같이 다양하게 존재한다. 대부분은 원인을 제거하고 치료를 하면 급성 간염에서 완전히 회복되는 경우가 많지만, B형 간염이나 C형 간염을 포함한 일부 간염에서는 간염이 만성화되면서 간경화, 간암으로 진행되기도 한다.

간염은 예방과 치료가 최선이지만, 만성 간염으로 이미 진행된 상태라고 하더라도 정기적인 검사와 치료가 이루어지면 간경화나 간암으로 진행하는 것을 조기에 발견하여 치료 결과를 향상시킬 수 있다.

그런데도 주변에서는 환자의 잘못된 지식으로 간염이 발생하고 만성화되면서 악화되는 경우를 많이 볼 수 있다. 이 책을 통하여 환자와 그 가족들이 간염에 대한 궁금증을 풀고 올바른 정보를 공유하여 건강한 삶을 찾았으면 한다.

김윤준(서울대학교병원 내과 교수)

차 례

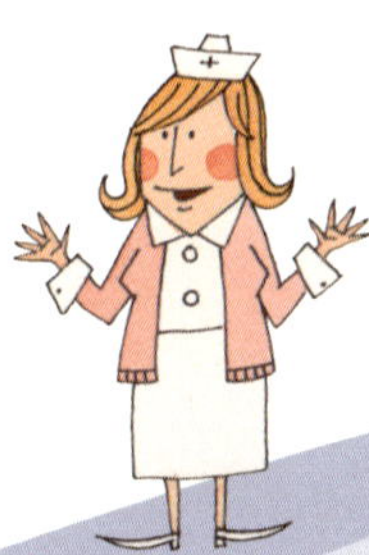

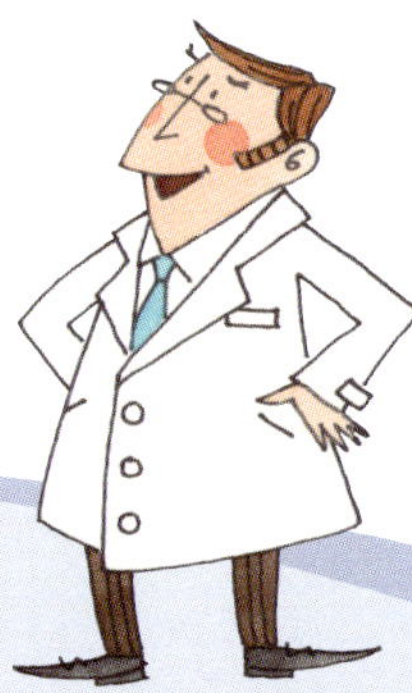

01

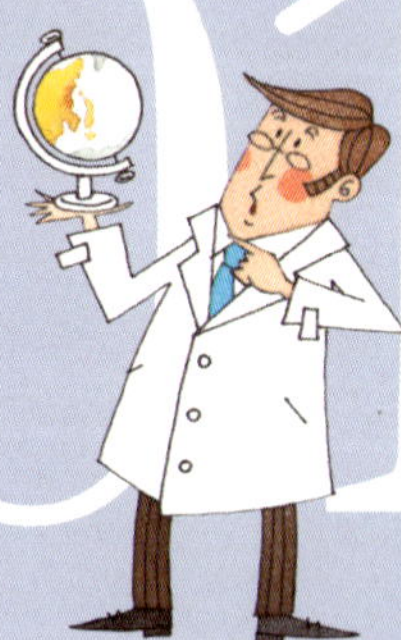

A형 간염, 얼마나 흔하고 심각한가?

바이러스성 간염 중 A형 간염은 분변-구강 경로를 통해 발생하는 질환으로 각기 다른 발생 양상을 보이지만, 최근 들어 발생 건수가 증가하면서 국가에서 발생 현황을 감시하는 질병이 되었다.

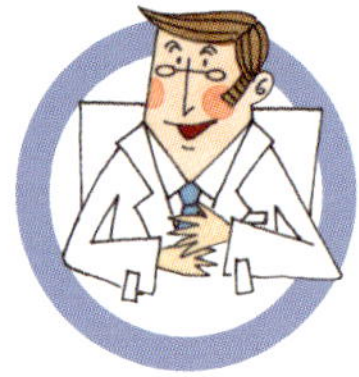

A형 간염이란?

A형 간염은 나라마다 다양한 발생 양상을 보이는 것으로 알려져 있는데, 이는 사회경제적 상황과 밀접한 관련이 있음을 의미한다. 우리나라의 경우 과거에는 개발도상국에서 흔히 보이는 무증상 혹은 가벼운 증상으로 지나가는 감염으로 나타나는 경우가 대부분이었으나, 급속한 경제발전과 더불어 보건위생 환경의 개선으로 유소년기에 A형 간염에 걸리지 않은 채 성인이 된 후 A형 간염 바이러스에 노출되면서 주로 심한 증상이 나타나는 급성 간염의 형태로 발병하게 되었다.

이러한 상황에서 1990년대 후반부터 전국에서 A형 간염 환자 발생이 보고되기 시작하였고, 2000년 이후 발생 건수가 급속히 증가하면서 국가에서 발생 현황을 감시하는 질병이 되었다. 또한 A형 간염이 간혹 집단으로 발생하거나 심각한 합병증을 일으키기도 하는 등 보건사회적으로 문제가 되고 있는 실정이다.

그렇다면 왜 이렇게 최근 들어 A형 간염이 사회적으로 문제가 되고 있는 것일까? 약 40년 전 우리나라는 A형 간염의 유행 지역으로 분류되었다. 즉 A형 간염에 걸렸음을 나타내는 항체가 혈액 속에 나타나는 비율이 10대에 50%를 넘기 시작하여, 20세 이후 성인이 되면 거의 대부분 항체가 검출되었다. 그러나 1990년대 말부터는 20대 성인에서 항체가 약 절반에서만 검출되는 것으로 보고되었으며, 2000년대 중반에는 수도권의 20~30대 성인의 경우 항체가 30% 정도에서 검출되었고, 20세 이하에서는 10~20%에서 검출되는 것으로 나타났다.

이와 같이 1990년대 말부터 성인에서 A형 간염 항체가 낮은 빈도로 검출되면서, 바꾸어 말하면 어렸을 때 A형 간염에 걸리는 경우가 드물어지기 시작하면서 성인이 되어 A형 간염에 걸리는 일이 점차 증가하기 시작하였다. 산발적으로 집단 발병이 보고되기 시작하고 이후 폭발적인 증가 추세를 보여, 2009년의 경우 연간 1만 3,000명 이상이 A형 간염에 걸렸던 것으로 조사되었다. 이는 우리나라 급성 간염의 원인 분포 자체를 바꾸어 놓았는데, 1980년대에는 급성 간염의 가장 흔한 원인이 B형 간염이었으나 2000년대 들어서는 A형 간염이 급성 바이러스성 간염의 대부분의 원인을 차지하게 되었다.

A형 간염의 발생 분포는 대도시를 중심으로 주로 서해안 지역에 치우쳐 발생하는 경향을 보이지만, 지역적으로 뚜렷한 차이는 보이지 않는 것으로 알려져 있다. 계절별로도 과거 봄과 여름에 좀 더 흔히 발병한다는 보고가 있었으나, 대체로는 계절에 따른 차이도 없다고 보여진다.

A형 간염이 전염되는 것은 소위 '분변-구강' 경로를 통한다고 알려져 있다. 즉 바이러스에 오염된 환자의 배설물을 위생적으로 처리하지 않아 음료수나 음식물 등에 옮겨가고, 이를 섭취한 사람이 바이러스에 노출되는 것을 뜻한다. 이것이 높은 수준의 개인 위생이 유지되고 수세식 화장실과 정화조 등을 갖춘 선진국에서는 드물게 발생하고, 주로 개발도상국에서 유행하는 이유이다.

개개인의 환자와의 접촉 또는 개발도상국으로의 여행 등으로 인한 산발적인 발병도 있지만, 수용시설 또는 유아보육시설, 오염된 식수원 등으로 인한 집단 발병도 일어날 수 있다. 간혹 동성애자 혹은 주사 마약 사용자 등에서 발병하는 경우도 있다. 산모와 태아 간의 감염은 알려진 바 없다.

A형 간염의 증상

어린이가 A형 간염에 걸리는 경우는 대개 증상이 없거나, 있더라도 가벼운 감기나 설사 정도로 그리 심하지 않은 경우가 대부분이다. 그러나 성인에서는 대부분의 경우 심한 증상을 동반하는 급성 간염의 형태로 나타난다.

A형 간염 바이러스가 사람 몸에 들어오면 증상이 나타나기까지 짧게는 보름, 길게는 한 달 반 정도로 대략 한 달의 잠복기를 거치게 된다. 감염된 사람은 이러한 잠복기 동안 전염력을 가지고, 황달이 발생한 이후에도 약 1주일 동안 전염력이 유지된다. 잠복기가 지난 후 증상은 갑자기 발생하는 편인데, 심한 피로를 호소하거나 식욕부진, 구역질 또는 구토, 복통 등을 동반하기도 하며, 열이 나거나 근육통과 같은 심한 감기와 비슷한 증상으로 병원을 찾는 경우가 흔하다. 이후에는 소변 색이 짙어지고 온 몸이 누렇게 변하는 황달과 같은 증상이 약 30%의 환자에서 나타난다. 심한 증상을 보이더라도 대개는 1~2주 정도 지나면 증상이 좋아지고 이후에는 점차 회복되는 경우가 대부분으로, 황달은 최고로 상승한 후 약 2주에 걸쳐 서서히 회복된다.

경우에 따라서는 황달이 2개월 이상 진행하여 최고 수치에 이르기도 하고, 5% 미만에서는 황달과 그에 따른 가려움증 등이 3개월 이상 장기간 지속되기도 하지만, 대개는 결국 완전히 회복되는 경과를 나타낸다. 드물게는 심한 형태의 '전격성 간염'으로 진행하여 간이 기능을 잃는 간부전이 되는 경우가 있다. 또한 역시 드물기는 하지만 콩팥의 기능이 떨어져 노폐물 배설이 되지 않는 신부전과 같은 다른 장기의 문제를 일으키는 경우도 발생한다. 간 이외의 다른 장기의 증상으로는 콩팥 이외에도 관절, 심장, 신경세동 등에 문제를 일으키는 경우가 있다. 적게는 3%, 많게는 20%에서 황달 등의 증상이 완전히 회복되었다가 다시 악화되기를 반복하는 재발성 간염을 보이는 경우도 있다.

A형 간염에서 가장 문제가 되는 것은 '전격성 간염'으로, 이는 회복되지 않고 급격하게 간 기능을 잃는 경우를 뜻하며, 흔히 발생하는 것은 아니어서 전체 A형 간염 환자 중 1% 미만, 좀 더 정확하게는 0.2~0.3% 정도에서 발생하고, 사망률은 더 낮아서 0.14% 정도로 보고되어 있다.

간부전으로 진행한 경우에는 간 이식을 하지 않으면 생명을 잃는 경우도 발생할 수 있다. 대부분의 환자는 후유증 없이 회복하고, 신부전을 동반하는 경우도 회복되면 콩팥 기능 역시 회복되는 경과를 보인다. 그러나 소아나 청소년에 비해 고령의 환자가 A형 간염에 걸리는 경우에는 사망률이 더 높은 것으로 알려져 있다. 40세 이전까지는 1% 미만의 사망률을 보이나, 40세 이후에는 1.1% 정도의 사망률이 보고되어 있다.

02

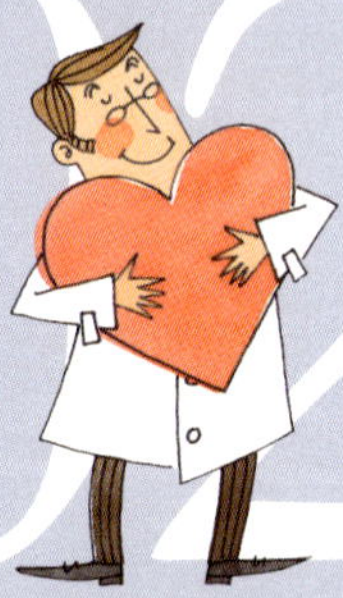

A형 간염의 진단과 치료

A형 간염은 혈액 검사로 A형 간염 항체를 검사하여 진단하며, 현재 A형 간염 바이러스를 박멸시킬 수 있는 특효약은 없지만 증상을 완화시킬 수 있는 치료가 이루어지고 있다.

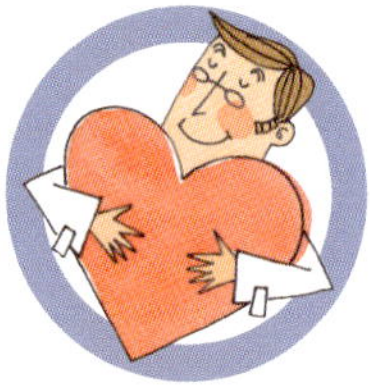

A형 간염의 진단

A형 간염은 앞서 설명한 증상을 보이는 환자에서 혈액 검사로 A형 간염 항체를 검사하여 진단하게 된다. 다만, 앞에 열거한 증상들이 A형 간염에서만 특징적으로 나타나는 증상이 아니라, 독감 또는 다른 급성 바이러스 감염, 위장관 계통의 다른 질환 등에서도 나타날 수 있는 증상들이므로 주의를 요한다.

A형 간염의 치료

A형 간염에 걸리면 치료는 어떻게 해야 할까? 현재까지 A형 간염 바이러스를 박멸시킬 수 있는 특효약은 없다. 따라서 앞서 살펴본 여러 증상들 각각에 대해 증상을 완화시킬 수 있

는 치료를 해야 한다.

예컨대, 황달로 인한 가려움증에 대한 약을 투여하거나, 구역 및 구토로 인해 식사를 하지 못해 일상생활이 불가능한 경우에는 입원하여 치료를 하기도 한다. 중요한 것은, 드물기는 하지만 간혹 간부전으로 진행하여 생명을 잃는 경우도 발생하기 때문에, 심한 황달이나 의식이 흐려지는 등 진행된 간부전 증상을 보이는 경우에는 간 이식이 가능한 병원으로 빨리 이송해야 한다. 그러나 전체 환자를 놓고 보면, 85% 정도는 발병 이후 약 3개월 이내에 황달 등의 증상 및 혈액 검사 이상 등이 호전되고, 늦어도 6개월까지는 완전히 회복되는 경과를 보인다.

A형 간염의 예방

개인위생

그렇다면 A형 간염에 걸리지 않는 방법은 없을까? 앞서 살펴본 바와 같이, 개발도상국과 선진국의 A형 간염 발병 빈도가 다른 결정적 이유는 바로 개인위생의 차이이다. 즉 손 씻기를 철저히 하고, 열을 가해서 음식을 조리하며, 유행 지역을 여행할 때 음식과 음료수 섭취에 주의하는 등 기본적인 위생으로 상당 부분 감염을 예방할 수 있다. 특히 손 씻기는 다른 감염 질환에서와 마찬가지로 A형 간염에 대해서도 매우 효과적인 예방법이다.

백신 예방접종

다행히 A형 간염에 대해서는 아주 효과적인 예방접종 백신이 개발되어 널리 사용되고 있다. A형 간염은 여러 가지 유전자형으로 나누어지는데, 이러한 다양한 유전자형을 모두 효과적으로 예방할 수 있는 백신을 현재 병원이나 보건소 등에서 접종하고 있다.

백신은 두 차례 접종하는데, 90% 이상 거의 모든 경우에서 항체가 생기므로 A형 간염에 노출되더라도 우리 몸이 방어할 수 있는 능력이 갖추어진다. 첫 번째 접종 이후 6개월에서 1년 이내에 두 번째 접종을 하는 것이 보통이다. 두 차례의 접종을 완료하는 경우 평생 방어력이 유지되는 것으로 알려져 있다.

현행 예방백신은 1995년 출시 이후 현재까지 효과적으로 사용되어 왔는데, 부작용은 접종 부위의 통증, 발적, 가벼운 발열 또는 두통 등이다. 간혹 위중한 신경계통 또는 혈액계통의 합병증이 보고된 적이 있으나, 백신과의 관련성이 명확히 밝혀진 바는 없다. 예방접종 후 거의 모든 경우에서 일생 동안 유지되는 방어항체가 생성되기 때문에, 접종 후 항체생성 여부를 확인하기 위한 검사는 일률적으로 권고하지 않는다. 또한 2회 접종이 완료된 이후에 수년을 주기로 하는 정기적인 추가백신 접종 역시 권고되지 않는다.

현재까지도 A형 간염에 대한 효과적인 치료약이 없으므로, A형 간염에 걸릴 수 있는 위험이 높거나, 걸릴 경우 심각한 결과를 불러오게 되는 경우에는 반드시 예방접종을 하는 것이 좋다. 이러한 경우로서는 B형 간염 또는 C형 간염과 같은 다른 종류의 만성 바이러스성 간질환을 갖고 있거나, 지방간 질환, 간경변증 등의 만성 간질환을 가진 경우, 고령이거나 면역 기능이 떨어진 경우, A형 간염이 유행하는 지역으로 여행하는 경우, 의료인 등에게 예방접종이 필요하다. 특히 환자와 밀접한 신체 접촉을 하게 되는 가족들도 예방접종을 고려해야 한다. 또한 진행된 만성 간질환, 특히 간경변증이 합병증을 동반한 경우에는 예방접종 후 방어항체의 생성률이 정상인에 비해 감소하는 것으로 알려져 있어, 만성 간질환 환자의 경우 질환 자체가 진행되기 이전에 A형 간염 예방접종을 하는 것이 좋다.

면역 글로불린 주사

그렇다면 이미 환자와 접촉을 한 경우에는 어떻게 대처해야 할까? 과거에는 면역 글로불린 주사를 이용하여 접촉 후 예방을 하였다. 다만, 접촉을 한 시점으로부터 2주 이내에 면역 글로불린을 투여할 때에만 효과가 있으므로 주의가 필요하다. 또한 면역 글로불린 주사는 여러 차례 투여하게 되어 고가의 비용이 들고, 주사 부위에 통증이 있을 수 있으며, 타인의 혈장으로부터 제조한 것이므로 다른 간염성 질환에 전염될 위험도 배제할 수는 없는 등의 부담이 있다. 따라서 면역 글로불린 주사는 예방백신에 알레르기가 있어 접종을 받지 못하는 경우에 선별적으로 시행되는 편이다. 접촉 후 예방을 위해 앞서 설명한 예방백신을 접종할 수도 있는데, 장기간 지속되는 면역을 얻게 될 뿐만 아니라, 접종법이 간단하고 비용 면에서도 이점이 있어 더 선호되는 추세이다.

따라서 A형 간염 환자의 가족과 같이 환자와 밀접한 접촉을 한 경우나 과거에 예방접종을 받지 않았다면 지체 없이 예방접종을 하고, 여의치 않을 경우에는 면역 글로불린 투여를 고려해야 한다.

임산부와 A형 간염

임산부가 A형 간염에 걸리는 경우는 어떻게 될까?

대개의 경우 증상이 발생하는 양상과 이후의 경과 등은 다른 환자와 유사한 것으로 알려져 있다. 고령의 임산부일 경우에는 보다 심한 증상이 발생할 수 있고, 임신 3기에 A형 간염이 걸린 경우에는 조산의 위험이 증가한다. 특히 임신 중 발병한 경우에는 조산 이외에도 태반박리나 조기양막파열과 같은 다른 합병증의 위험도 높아진다. 그러나 태아 또는 출생한 아기에게 전염된 경우는 현재까지 보고된 바가 없다.

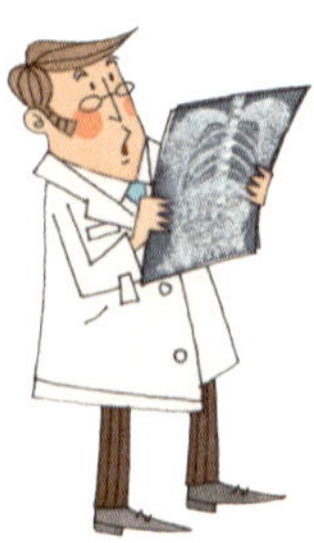

Hospital Memo

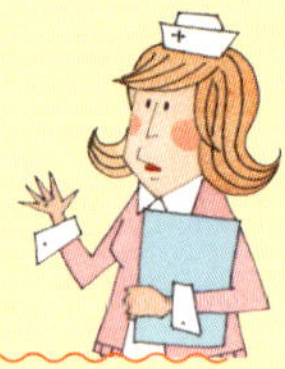

급성 A형 간염에서 회복되었다고 해서 퇴원했는데 재발했어요~

급성 A형 간염에 걸려 밥맛이 떨어지면서 식사를 잘 하지 못하고 전신에 기운이 없고 눈이 노랗게 되는 황달 증상이 발생하면, 대개는 입원하여 치료하게 된다. 그런데 황달은 한 번 생기면 회복되는 데 길게는 수개월이 걸릴 수도 있기 때문에, 급성 A형 간염이 회복기로 접어들어 식사를 잘 하면 황달이 완전히 좋아지지는 않았더라도 퇴원이 가능하게 된다.

그러나 퇴원 이후 밥맛이 떨어지면서 황달도 다시 심해지는 때가 있는데, 이런 경우는 '재발성 A형 간염'으로 진단할 수 있다. 많게는 전체 A형 간염 환자의 20%에서 이러한 경과를 보일 수 있다. 그러나 재발성 A형 간염의 경과를 보이더라도 처음 급성 A형 간염에 걸렸을 때보다는 밥맛이 없는 증상이나 황달의 정도가 심하지 않고 보존적 치료에 잘 반응하면서 호전되는 경과를 보이기 때문에, 새로운 문제가 생긴 것은 아닌지, 간부전으로 진행되면서 상태가 나빠지는 것은 아닌지 심각하게 걱정할 필요는 없다.

03

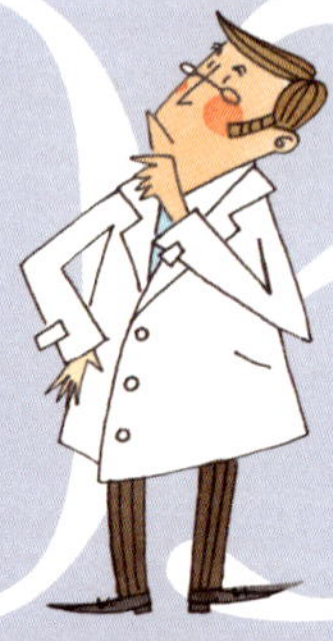

B형 간염이란 무엇인가?

B형 간염 바이러스에 의해 간에 염증(간염)이 생기는 것을 B형 간염이라고 하며, 이 B형 간염 바이러스는 사람의 몸 속에서만 살 수 있는 것으로 알려져 있다. B형 간염 바이러스에 의해 감염된 간세포는 세포의 표면이 변형되고, 이를 인지한 우리 몸의 면역세포에 의해 파괴된다.

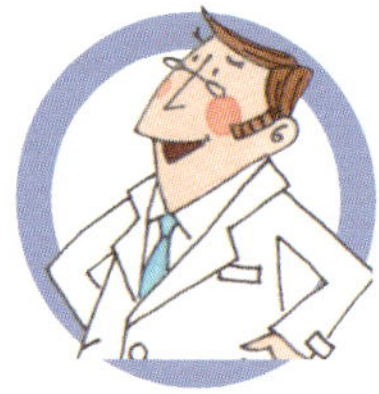

B형 간염이란?

급성 B형 간염은 감염 후 평균 90일 정도 후에 증상이 나타난다. 증상은 성인에서 더욱 흔하게 생기지만, 50%에서는 아무런 증상이 없을 수도 있다. 피로감, 식욕부진, 구역, 구토, 오른쪽 윗배의 통증, 미열, 두통, 근육통, 관절통, 두드러기 등 다양한 증상이 발생한 이후 황달이 1~3주간 지속된다. 이러한 급성 B형 간염은 사춘기 이후에 발생할 경우 대부분 바이러스는 몸 속에 계속 남아 있지 않고 사라지게 된다.

한편, B형 간염으로 인한 합병증은 대부분 만성 감염과 관련되어 발생한다. B형 간염 바이러스가 6개월 이상 우리 몸에서 살아남게 되면 자연적으로 제거될 가능성은 낮아지고 수십 년 동안 환자 몸에 남아 여러 가지 문제를 일으키게 된다.

B형 간염 바이러스의 존재는 혈액에서 B형 간염 표면항원(HBsAg)의 존재로 확인할 수 있는데, 이 표면항원이 6개월 이상 지속적으로 발견되는 경우를 만성 B형 간염이라고 한다. 만성 바이러스성 간염은 지속적으로 간 조직의 염증 및 파괴를 일으키고, 이를 만회하기 위해 간 조직의 재생이 반복적으로 유발되면서 간이 상처로 인해 딱딱하게 굳어지고(섬유화), 간경화 및 간암을 유발하게 된다. 우리나라 간암의 약 70%가 B형 간염과 연관이 있다고 알려져 있다.

B형 간염, 어떠한 경과를 거치나?

B형 간염은 면역 관용기, 면역 제거기, 비활동성 보유기, 재활성화기의 4단계로 진행된다.

면역 관용기

B형 간염 바이러스가 활발하게 증식하지만 활동 간염의 증거는 없는 시기이다. 환자가 느끼는 증상은 없고 간 조직의 염증은 없거나 경미한 정도이다. 바이러스가 활발하게 증식함에도 불구하고 간의 손상이 별로 없는 이유는 '면역 관용(면역 세포들이 간염 바이러스를 공격하지 않고 놔두는 상태)' 때문으로 해

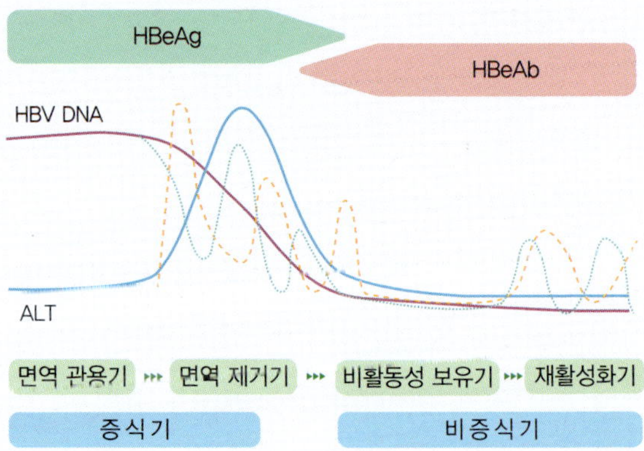

그림 1. B형 간염의 경과(4단계)

석되는데, 즉 적군(B형 간염 바이러스)을 적이라고 판단하지 못해 공생하는 시기이다.

면역 제거기

이 단계는 이제야 적군을 적이라고 판단하고 싸움을 시작하면서 간염 바이러스가 숨어 있는 간세포를 공격하는 시기이다. 즉 전쟁터가 되는 간이 파괴되면서 간효소 수치(AST, ALT)가 증가하는 시기이다. 감염된 간세포가 파괴되기 때문에 조직검사를 하면 간 조직의 염증 소견을 보인다.

면역 제거기의 시기, 기간, 간기능 검사 소견 악화의 빈도와 중증도는 간경화 및 간암 발생과 연관되어 있다.

비활동성 보유기

이 단계는 앞선 면역 제거기에서 큰 싸움을 2~3회 하게 되면 적군이 줄어들어 평화로운 시기가 되고, 적군을 양성하는 군대 역시 문을 닫는 것에 비유할 수 있다. 적군이 대폭 줄어들어 간에서 큰 전쟁이 일어나지 않기 때문에 간이 크게 파괴되지 않고, 따라서 간기능 검사에서 간효소 수치도 정상 범위 내로 유지된다.

재활성화기

이 단계는 다양한 기간의 비활동성 보유기를 거친 이후 찾아온다. 가끔 적군이 증가하면서 싸움이 벌어지며, 조직 소견에서 활동성 염증괴사를 보인다. 간수치가 증가하였다가 다시 바이러스가 줄어들면 싸움이 끝나면서 정상화되어 비활동성 보유기 상태로 돌아가곤 한다.

B형 간염 바이러스에 의한 간염이 만성화되는 비율은 언제 첫 감염이 발생하는지, 어떠한 경로를 통해 감염되는지, 그리고

면역 상태는 어떠한지에 따라 다르다. 아기가 태어나는 순간이나 신생아기에 감염되는 경우 90%, 청소년기 감염의 경우 20%, 성인기 감염의 경우는 1% 미만에서 B형 간염이 만성화된다. 짧은 기간 안에 만성화되지 않고 바이러스가 소실되는 경우에는 간경화, 간암 등의 위험성이 정상인에 비해 높지 않다.

우리나라에서는 B형 간염 바이러스 중에서도 유전자형 C형이 많아 면역 제거기가 평균 35~45세 정도로 늦게 일어난다. 가임기 여성이 바이러스가 활발하게 증식하고 있는 상황에서 출산을 하여 아기에게 주산기 감염이 일어나면, 아기는 만성 B형 간염을 앓는 기간이 길어지고, 간경화 및 간암의 발생 역시 늘어난다. 유전자형 C형 자체로도 간암의 위험은 높아진다.

04

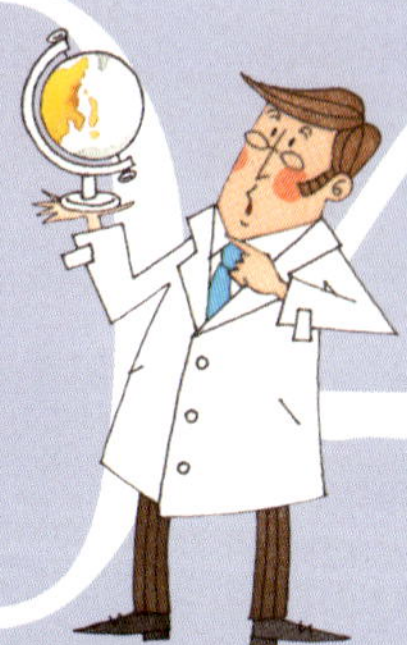

B형 간염의 예방법과 효과적인 치료 방법

B형 간염은 면역 글로불린과 B형 간염 백신 접종으로 예방할 수 있으며, B형 간염으로 진단되면 인터페론이나 항바이러스제 등 다양한 약제를 이용하여 치료한다.

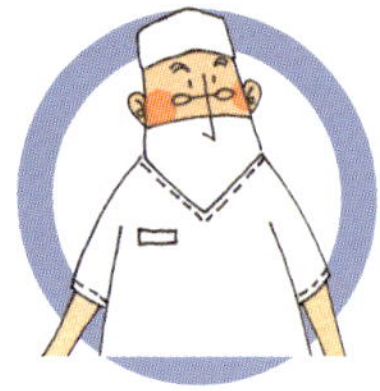

B형 간염의 예방

B형 간염을 가지고 있는 산모가 아기를 낳을 때 B형 간염이 아기에게 옮는 것(수직감염)을 막기 위해서는 출산 12시간 이내에 신생아에게 면역 글로불린과 B형 간염 백신을 접종해야 한다. 수유로는 잘 옮기지 않기 때문에 항바이러스제를 사용하는 경우가 아니라면 수유를 막을 필요는 없다.

B형 간염 예방백신은 총 3회에 걸쳐 접종하는데, 생후 0개월, 1개월, 6개월에 접종하는 방법과, 0개월, 1개월, 2개월에 접종하는 방법 두 가지가 있다.

성인기 이후에는 일반적으로 예방접종이 필요하지 않지만, 다음과 같은 경우는 B형 간염 바이러스에 노출될 위험이 높으므로 우선접종 권장 대상이 된다. 과거에 예방백신을 접종하지 않았거나 면역 상태를 모르는 경우에는 검사를 통해 확인하여 면역이 없다면 백신을 접종해야 한다.

B형 간염 백신 우선접종 권장 대상

- B형 간염 바이러스 만성 감염자의 가족
- 혈액제제를 자주 수혈받아야 하는 환자(예: 혈우병, 재생불량성 빈혈, 백혈병 등)
- 혈액 투석을 받는 환자
- 주사용 약물 중독자
- 의료기관 종사자(예: 의사, 간호사 등)
- 수용시설 수용자(예: 신체장애자, 구금자 등) 및 근무자
- 성 매개 질환의 노출 위험이 큰 집단

우리나라에는 1983년 B형 간염 백신이 처음 도입되었고, 1995년부터 국가예방접종사업(영유아 대상 정기예방접종)이 실시되고 있다. B형 간염 백신이 도입되기 전인 1970년대 및 1980년대 초에는 B형 간염 표면항원 양성률이 전 인구의 7~8%에 달하였으나, 2009년에 시행된 국민건강·영양조사 결과에 의하면 10세 이상 인구에서 남자는 3.6%, 여자는 2.7%로 현저히 감소되었다.

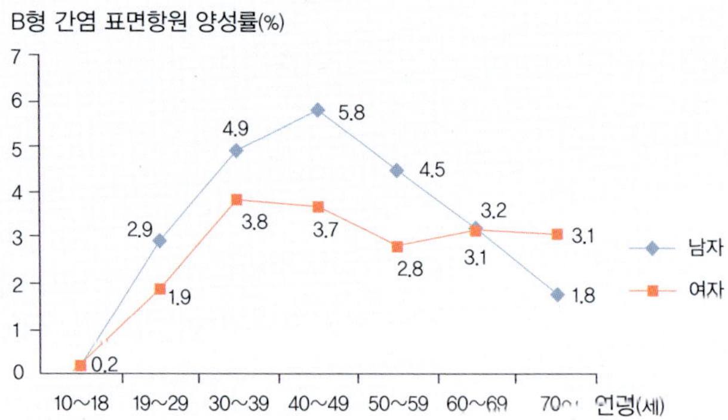

그림 2. 연령별 B형 간염 발생률

B형 간염의 효과적인 치료 방법

B형 간염의 장기적인 치료 목표는 만성 B형 간염 단계에서 염증을 줄여 간경화, 간기능 상실 혹은 간암으로의 진행을 방지함으로써 간질환에 의한 사망률을 낮추는 것이다.

치료제

치료제의 한 가지로 인터페론이라는 주사약이 있다. 근육통 등의 부작용이 흔하고 임산부에게는 사용하면 안 된다는 제한점이 있지만, 내성이 생기지 않는다는 장점이 있다.

라미부딘, 아데포비어, 테노포비어, 엔테카비어, 클레부딘, 텔비부딘 등의 먹는 항바이러스제도 있는데, 그 기전은 바이러스를 지속적으로 만들어내는 바이러스 중합효소를 억제하여 바이러스의 증식을 줄이는 것이다. 항바이러스제에 따라서는 오래 사용할 경우 약이 잘 듣지 않는 약제 내성 바이러스가 생기고, 어떤 항바이러스제에 대한 내성이 다른 항바이러스제에도 내성을 생기게 할 수 있기 때문에, 이러한 문제와 비싼 약값 등을 고려하여 항바이러스제 사용은 전문의와 상담하여 신중하게 결정해야 한다.

다만, 초기의 라미부딘, 아데포비어 등의 항바이러스제는 내성의 위험이 높았지만, 요즘 널리 쓰이고 있는 테노포비어, 엔테카비어는 내성의 위험이 낮아 장기적인 사용도 가능할 것으로 여겨지고 있다. 그러나 10여 년 남짓 사용된 약제들로서 장기적인 부작용은 아직 더 지켜봐야 한다.

B형 간염 바이러스를 억제하면 간경화 및 간암의 위험을 줄일 수 있다는 연구 결과들이 보고되고 있다. 간경화가 생기게 되면 피로, 식욕부진, 황달, 무기력감 등의 증상에서부터, 더욱 진행되면 복수, 부종, 정맥류 출혈, 간성 뇌증, 혈액응고 장애 등의 심한 합병증이 생길 수 있다. B형 간염의 치료를 통해 이를 막고 진행을 늦출 필요가 있다. 이러한 치료를 언제 어떤 약으로 할지는 전문의와의 의논이 필수적이며, 그 시점을 찾기 위해서도 정기적인 검진은 매우 중요하다.

정기적인 검진

B형 간염이 있는 경우 일생 동안 간암이 발생하는 확률이 남성에서는 20~40%, 여성에서는 15%에 달한다. 간암 발생을 줄일 수 있는 방법에 대한 연구가 활발히 이루어지고 있으나, 안타깝게도 현재까지 완벽하게 예방할 수 있는 방법은 없다.

따라서 간암이 생기더라도 완치가 가능한 시점에 발견하는 것이 중요하다. 그 방법은 4~6개월 간격으로 간 초음파 검사와 혈청 알파 태아단백 검사를 시행하는 것이다. 조기에 발견되어야 완치될 가능성이 높으므로 정기적으로 검사를 받는 것이 무엇보다도 중요하다.

또한 앞서 말한 바와 같이 현재까지 유일하게 간암 및 간경화의 위험을 줄일 수 있는 방법은 B형 간염 바이러스를 억제하는 것이므로, 정기적인 간기능 검사를 통해 항바이러스제를 언제 사용할지 결정하는 것도 매우 중요하다.

Hospital Memo

B형 간염 바이러스 약은 한 번 먹기 시작하면 평생 먹어야 하나?

고혈압이나 당뇨병과 마찬가지로 B형 간염도 만성 질환의 일종이기 때문에, 일단 약을 먹기 시작하면 오랜 기간 먹게 되는 일이 흔하며, 이런 이유로 약 복용 시점을 가급적 늦추기를 원하는 환자들이 있다. 그러나 항바이러스 약제를 복용해야 하는 시점인데 약 복용을 늦추면 간경화나 간암으로 진행될 위험성이 높아지기 때문에, 적절한 시점에 약을 복용하는 것이 좋다.

B형 간염 항바이러스 약제는 바이러스의 복제를 '억제하는' 약이지 바이러스를 '없애는' 약이 아니기 때문에, 항바이러스 약제를 임의로 중단하면 바이러스가 다시 활발하게 증식하면서 간에 손상을 주게 된다. 따라서 B형 간염 바이러스가 우리 몸속에서 충분한 기간 동안 억제됨으로써 약을 중단해도 활발하게 증식하지 않을 것이라는 기준이 만족되면 약제를 조심스럽게 중단해 볼 수 있다. 그러나 이러한 기준이 만족되지 않는다면 고혈압이나 당뇨 약 등을 평생 먹으면서 관리하는 것과 같이 상당히 오랫동안 항바이러스 약제를 복용하면서 관리하는 것이 좋다. 드물기는 하지만 일부에서는 항바이러스 약제를 오랫동안 꾸준히 복용한 경우 B형 간염 바이러스가 몸에서 제거되는 경우도 있다.

B형 간염 바이러스 약은
오래 먹으면 내성이 잘 생긴다는데…

초기의 B형 간염 바이러스 약제들은 장기간 복용 시 내성 바이러스가 흔하게 발생하였던 것이 사실이다. 그러나 최근에 개발되어 환자 치료에 사용되고 있는 약제들은 항바이러스 효과가 우수하고 내성 바이러스의 출현율이 매우 낮아 장기간 복용에 따르는 내성 바이러스 발생의 걱정을 줄여 주었다.

05

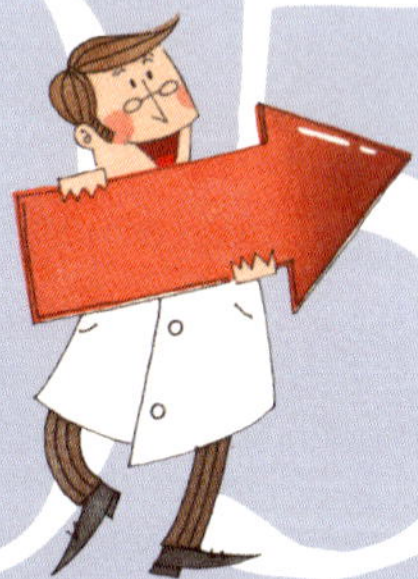

C형 간염이란 무엇이고, 어떻게 전염되나?

수혈 후 발생한 간염 중 기존에 알려진 A형 간염이나 B형 간염과는 다른 새로운 바이러스성 간염을 Non-A, Non-B(NANB) 간염이라 불렀는데, 1989년 바이러스의 실체가 규명되면서 이를 C형 간염이라고 이름을 붙였다.

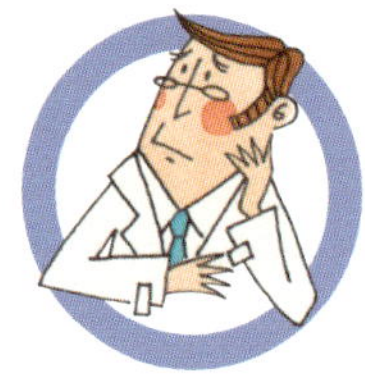

C형 간염과 전염

C형 간염에 대한 검사는 1992년 이후에 가능해졌기 때문에, 그 이전에는 대부분 혈액이나 혈액응고 인자의 수혈과 관련하여 발생하였다. 1992년 이후에는 수혈 전에 C형 간염 검사가 이루어지므로 수혈에 의한 전염 가능성은 매우 낮고, 최근에는 정맥주사 약물을 남용하면서 소독이 안 된 주사침을 나눠 쓰거나 성적인 접촉을 통하여, 또는 개인 위생용구(면도기, 칫솔, 손톱깎이)니 이/미용 기구 등을 환자와 같이 사용하는 경우, 비위생적인 침술, 문신, 피어싱 등의 시술을 통해 감염되는 경우가 있다.

C형 간염은 B형 간염과 같이 주로 혈액을 통해 전염되지만, B형 간염이 출생 시 감염이 많은 데 비해 C형 간염은 C형 간염

에 감염된 산모를 통해 신생아에 전염되는 경우는 5% 이하(B형 간염은 약 90%)로 높지는 않다. 그 외에도 언제 C형 간염에 노출되었는지 정확히 알기 어려운 경우가 있으며, C형 간염으로 진단받은 환자의 약 50%에서는 수혈이나 침 등을 맞은 병력이 없는 점으로 볼 때, 아직까지 밝혀지지 않은 다른 중요한 전염 경로가 있는 것으로 추정된다.

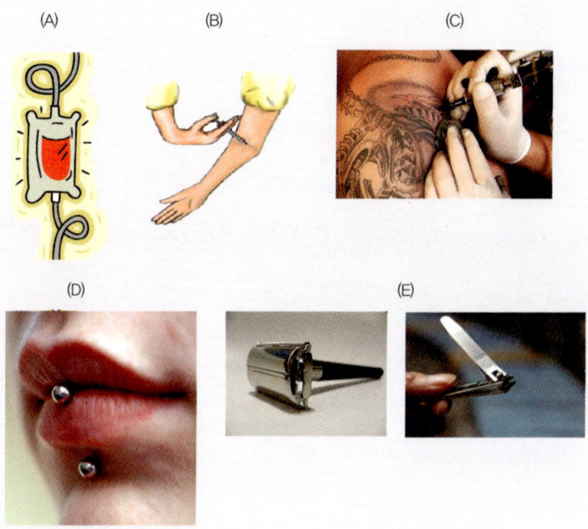

그림 3. C형 간염의 전염 경로
(A) 수혈, (B) 정맥주사, (C) 문신, (D) 피어싱, (E) 면도기와 손톱깎이

C형 간염은 예방이 가능한가?

C형 간염은 B형 간염과 달리 예방백신이 개발되지 않아서 예방에 어려운 점이 있다. 따라서 C형 간염 예방의 핵심은 C형 간염에 오염된 혈액과의 접촉을 차단하는 것이다.

이를 위해 오염된 주사침을 돌려 쓰지 않도록 약물남용 환자를 교육하고, 빈도는 낮으나 성적 접촉을 통해 감염될 수 있으므로 건전한 성생활도 예방책이 된다. 또한 문신, 침술 등의 시술 과정에서 감염되는 것을 예방하는 데 힘써야 하고, 개인 위생용구(예: 면도기, 칫솔, 손톱깎이)나 이/미용 기구 등 환자의 혈액이 묻을 수 있는 기구를 환자와 함께 쓰지 않도록 주의한다. 그러나 모유 수유나 가벼운 키스, 함께 식사하는 등의 일상적인 접촉만으로는 전염이 되지 않는다.

C형 간염에 걸리면 나타나는 증상

C형 간염도 B형 간염과 마찬가지로 급성 및 만성 간염으로 구분하며, 감염이 되면 일정 잠복 기간에 바이러스가 증식하고 자각 증상이 생긴다. 급성 간염의 경우 2~3개월이 경과하면 회복되어 자각 증상이 없어지고 간기능 검사도 정상으로 회복된다. 그러나 6개월 이상 자각 증상이 있고 간기능도 회복되지 않

으면 만성 간염으로 이행된 것이다.

감염 초기에는 증상이 없는 경우가 대부분이지만, 소수의 환자에서는 열감, 근육통, 소화불량, 오른쪽 윗배의 불쾌감, 피로감, 황달 등이 나타날 수 있다. 황달은 없는 경우가 더 흔하며, 증상이 있는 환자의 25%에서만 황달이 발생한다. 그러나 대부분 1개월 이내에 황달이 소실되면서 자각 증상도 소실된다.

그러나 앞에서 설명한 증상들은 비특이적이어서 증상이 있다고 모두 C형 간염에 걸렸다고 의심하기는 어렵다. 따라서 C형 간염에 걸린 대부분의 환자는 검사를 받기 전에는 모르고 있다가, 시간이 오래 지난 후(보통 20~30년) 만성 간염, 간경화, 또는 간암으로 뒤늦게 발견되는 경우가 많다.

Hospital Memo

성행위로 인한 C형 간염 전파를 막기 위한 방법

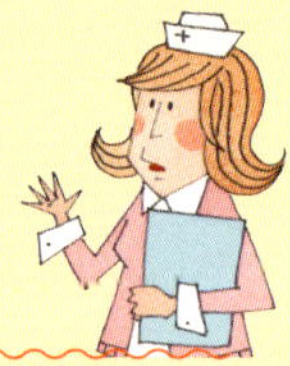

성 상대가 한 명인 경우 성행위로 인한 C형 간염 바이러스 전파의 위험은 매우 낮으므로, C형 간염 감염자임을 알게 되었다고 해서 반드시 콘돔을 사용해야 할 필요는 없다. 그러나 당사자가 원하는 경우 또는 성행위 상대가 다수인 경우에는 C형 간염 바이러스 감염을 예방하기 위해 콘돔을 사용하는 것이 권유된다.

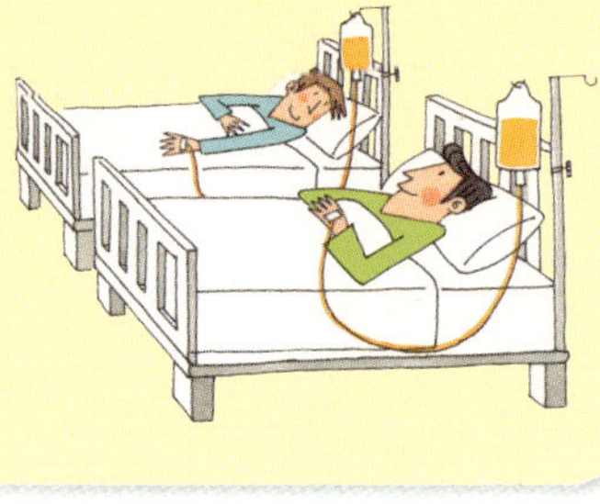

06

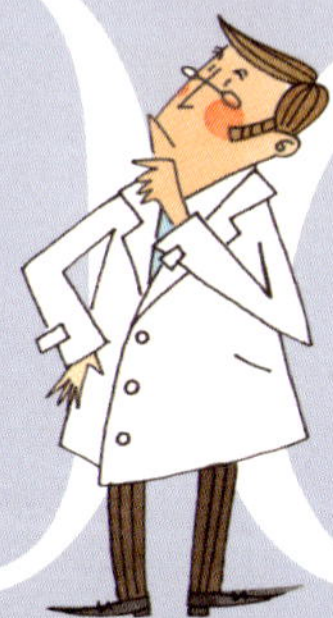

C형 간염의 진단과 치료

C형 간염은 혈액 검사로 C형 간염 바이러스 항체를 검출하거나 바이러스를 직접 확인하는 HCV RNA 검사를 통하여 진단하며, 바이러스 보유 상태에서 만성 간염, 간경화, 간암으로 진행할 수 있으므로 조기발견과 적절한 치료가 무엇보다 중요하다.

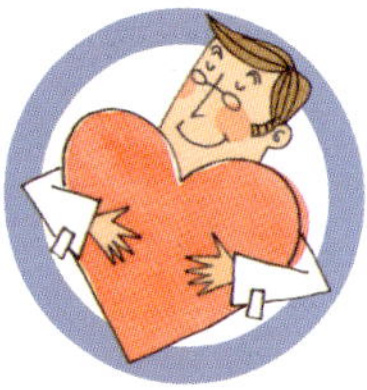

C형 간염의 진단은 어떻게 하나?

C형 간염의 진단

C형 간염의 진단은 혈액 검사로 C형 간염 바이러스 항체를 검출하거나 바이러스를 직접 확인하는 검사(HCV RNA 검사)를 통하여 진단한다. C형 간염에 감염된 후 C형 간염 바이러스 항체가 양성으로 검출되는 평균 시간은 8~9주이며, 97% 이상의 감염자에서 6개월 이내에 항체가 양성이 된다.

C형 간염 바이러스 항체는 중화항체가 아니므로 만성 C형 간염 환자는 물론 C형 간염 바이러스 감염 후 회복되어도 C형 간염 바이러스 항체가 대부분 지속적으로 검출된다. 따라서 C형 간염 바이러스 항체 양성 여부로는 현재 감염과 자연 회복

된 과거 감염을 구분하지 못한다.

또한 혈액 투석이나 장기이식 수혜자와 면역억제 상태에 있는 환자, 그리고 급성 C형 간염의 초기 등과 같은 상황에서는 검사의 민감도가 감소하여 위음성률(실제로는 C형 간염 바이러스에 감염되었으나 검사에서는 음성으로 나오는 상태)이 높으므로, 이런 환자들에서는 C형 간염의 진단을 위해 HCV RNA 검사가 필요하다. C형 간염에 감염된 후 2주가 지나면 혈액에서 HCV RNA가 검출되기 시작한다.

C형 간염의 문제점

C형 간염에 걸리면 B형 간염에 감염된 사람들과 같은 과정을 밟아 바이러스 보유 상태에서 만성 간염, 간경화, 간암으로 진행할 수 있다.

만성 간염 환자의 15~56%는 20~25년의 기간을 거치면서 간경화로 진행하며, 간경화 환자의 경우 연간 1~4.9%에서 간암이 발생하고, 연간 3~6%에서 비대상성 간경화(복수 등 간경화 합병증이 발생하는 상태)로 진행한다.

C형 간염의 치료와 부작용

C형 간염의 치료는 주사제인 페그인터페론과 경구약제인 리바비린의 병용 치료를 기본으로 한다. 기존의 인터페론보다 효과가 우수하고 일주일에 한 번만 주사하면 되는 간편해진 페그인터페론이 도입되면서 더욱 효과적인 치료가 가능하게 되었다.

C형 간염은 유전자형에 따라 6개월 내지 1년간 치료하게 되는데, 페그인터페론 주사를 일주일에 한 번, 리바비린을 하루 두 번씩 매일 경구로 복용한다. 페그인터페론과 리바비린의 치료 효과(완치를 의미하는 지속 바이러스 반응)는 유전자 1, 4형에서 50~60% 이상, 유전자 2, 3형에서 70~80% 이상으로 보고되고 있어 1990년대의 치료 성적에 비하여 매우 높아졌다. 따라서 유전자 2, 3형의 C형 간염은 완치가 가능한 병으로 간주되고 있으나, 유전자 1, 4형의 C형 간염은 완치율이 낮아 아직까지 임상적인 문제로 남아 있다.

최근 새로 개발된 경구용 약물(DAA)은 표적 치료제로서 C형 간염 바이러스의 생활사 각 단계를 직접 차단하는 약제인데, 그중 일부는 페그인터페론/리바비린과 같이 사용할 때 치료 기간을 줄이거나 효과를 높일 수 있으며, 더 나아가서는 부작용이 많은 인터페론을 전혀 사용하지 않고 DAA로만 구성된 치료법들도 개발되고 있어 향후 더 높은 C형 간염의 완치율을 기대하고 있다.

C형 간염 치료의 부작용

인터페론과 리바비린의 부작용으로 독감 유사증상(열감, 춥고 떨리는 증상, 전신 근육통증), 혈액검사 이상(백혈구 감소, 빈혈, 혈소판 감소), 정서 문제(우울증, 불면증, 신경질), 갑상선 기능 이상, 가려움증, 탈모 등이 있을 수 있다.

부작용을 예방하고 줄이기 위해서는 정기적인 검사를 해야 한다. 대부분 치료 도중 어느 정도의 부작용을 경험하게 되지만, 예정된 치료의 전 과정을 완료해야 높은 치료 효과를 기대할 수 있으므로 부작용을 관리하면서 최대한 치료 기간 및 용량을 완료하는 것이 중요하다.

Hospital Memo

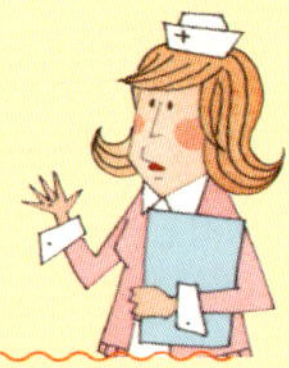

C형 간염의 유전자형

C형 간염은 1형부터 6형까지 6개의 유전자형(genotype)이 있으며, 유전자 아형(subtype)은 소문자로 1a, 1b 등으로 표시한다. 세계적으로 1, 2, 3형이 광범위하게 흔하며, 4, 5, 6형은 일부 지역에 국한되어 있다. 우리나라에서 흔한 유전자 형은 1b형(45~59%)과 2a형(26~51%)이고, 기타 1a형, 2b형, 3형, 4형, 6형 등이 보고되었다.

항바이러스 치료반응을 예측하는 가장 중요한 인자로 최적의 치료 기간과 약물 용량을 결정하기 위해서는 항바이러스 치료 전에 반드시 검사를 해야 한다. 1, 4형이 2, 3, 6형보다 항바이러스 치료 성적이 나쁘고, 1b형에 감염된 환자군에서 1b형을 제외한 환자군에 비해 간암 발생 위험이 상대위험도 1.78배로 높다고 보고되었다.

07

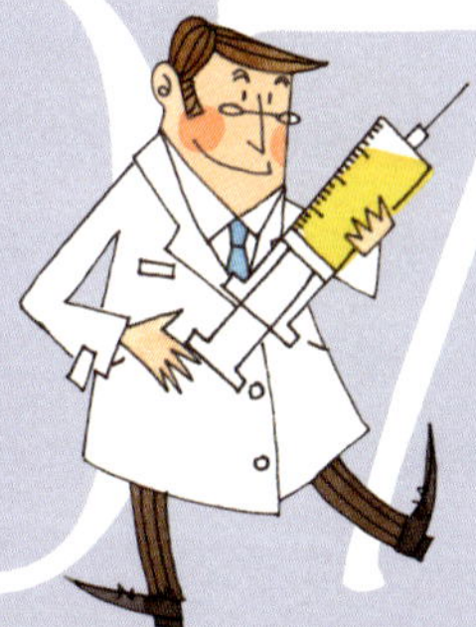

D형 간염이란?

D형 간염 바이러스는 전파 과정에서 B형 간염 바이러스의 도움을 받아야 하는 불완전한 바이러스이다. 따라서 D형 간염은 B형 간염과 연관되어 발생하며 위험인자도 유사하다.

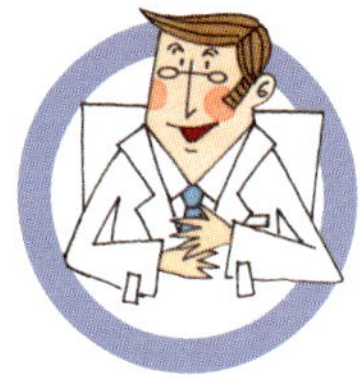

D형 간염이란?

D형 간염 바이러스는 반경이 36~43㎚인 작은 RNA 바이러스로, 전파 과정에서 B형 간염 바이러스의 도움을 받아야 하는 불완전한 바이러스이며, 불완전한 생활사를 갖는다. D형 간염 바이러스는 바이러스 피막을 형성하는 데 B형 간염 바이러스의 표면항원이 필요하기 때문에, 감염에 있어 B형 간염 바이러스 감염이 반드시 동반되어야 한다.

D형 간염의 전염 경로?

D형 간염은 B형 간염과 연관되어 발생하므로 위험인자도 유사하다. D형 간염의 전염 경로는 주로 비경구적이며, 성적 접촉으로도 전염된다. 가장 전염 위험성이 높은 집단은 B형 간염

바이러스 보유자와 마약 등의 정맥 약물 중독자, 혈우병 환자 등이다.

전 세계적으로는 약 5%의 B형 간염 환자가 D형 간염 바이러스에 중복 감염되어 있다. 남부 유럽, 발칸 반도, 아마존 강 유역, 브라질, 콜롬비아, 베네수엘라 및 중부 아프리카 등이 D형 간염 바이러스의 유행 지역으로 알려져 있으며, B형 간염 유병률이 높은 극동아시아 지역에서의 D형 간염은 드문 편이다. 우리나라의 경우 2003년 조사에서 B형 간염 표면항원을 보유한 194명 중 3.6%에서 D형 간염 바이러스 감염을 보였다.

D형 간염의 진단

D형 간염 바이러스 감염의 진단은 혈액 검사를 통해 D형 간염 바이러스 항체를 검출하는 방법이 가장 널리 사용되고 있다. 그러나 바이러스에 대한 항체가 늦게 나타나며 일시적이기 때문에, 정확한 진단을 위해서는 급성기와 회복기 검체를 동시에 검사해야 한다.

바이러스의 증식을 확인하고 항바이러스 약제의 효과를 모니터링하기 위해서는 D형 간염 바이러스를 직접 확인하는 검사(HDV RNA 검사법)가 필수적이나, 바이러스 유전자 구조상 쉽게 검출되지 않아 아직 상업적으로 이용 가능한 HDV RNA 검사는 없다.

D형 간염의 치료 및 예방

D형 간염의 치료는 알파 인터페론 주사 치료가 현재까지 입증된 유일한 치료이다. 500만 단위의 인터페론을 주 3회씩 4개월 동안 주사하는 경우 약 60%의 환자에서 간수치가 정상화되나, 이 중 30%가 재발하며, 900만 단위를 주 3회씩 12개월 동안 주사하는 경우 70%의 환자에서 간수치가 정상화되고, 치료 종료 6개월이 지난 후에도 50%의 환자가 계속 정상 간수치를 유지했다고 알려져 있다.

D형 간염의 예방은 B형 간염을 예방함으로써 가능하다. 그러나 이미 B형 간염 바이러스를 보유하고 있는 경우에는 확실한 예방법이 없으므로, 정맥 약물 사용 시 주사기의 공동사용이나 건전하지 않은 성관계, 문신, 피어싱 같은 감염 위험인자를 줄여야 한다.

08

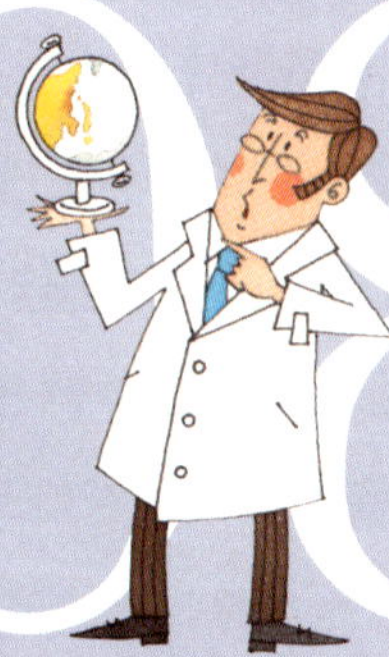

E형 간염이란?

E형 간염은 32~34㎚의 크기를 가지는 단일 가닥 RNA 바이러스인 E형 간염 바이러스에 의해 발생하는 간질환이다. 국내에서는 2007년 처음으로 급성 간염 환자로부터 E형 간염 바이러스 유전자가 검출된 바 있다.

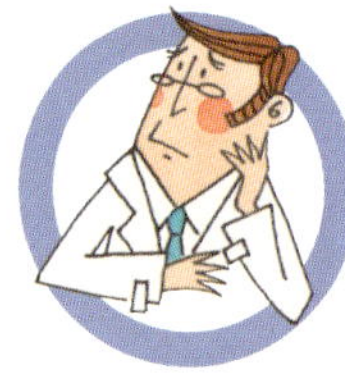

E형 간염은 어떻게 전염되나?

E형 간염은 1955년 인도 뉴델리에서 처음으로 약 3만여 명이 집단 발병한 유행이 보고된 이래, 주로 고온 다습한 지역인 인도 및 동남아시아, 아프리카, 중남미 등 17개 국가에서 30회 이상의 유행이 발생하였고, 이 지역에서는 아직까지도 E형 간염이 산발적으로 발생하고 있다. 1988~1989년 중국에서는 10만여 명의 집단 감염이 발생했던 적도 있다.

E형 간염은 위생환경이 좋지 않은 개발도상국에서 주로 발생하며, A형 간염과 마찬가지로 오염된 음식이나 물을 섭취하여 발생한다. 유럽과 북미, 일본 등 선진국에서는 E형 간염 바이러스 유행 지역에 여행하였다가 감염되어 돌아와 발병한 예들을 제외하면 자국 내에서 자체 발생한 E형 간염은 거의 없는

것으로 알려져 왔으나, 최근에는 여행한 적이 없는 경우에서도 불충분하게 익힌 돼지나 멧돼지, 사슴 등의 고기를 먹고 감염된 보고들이 있다.

우리나라에서도 해외 여행 경험이 없는 환자의 급성 E형 간염 사례가 간혹 보고되고 있다. 2012년 147명의 건강검진 대상자에서 시행한 연구에 따르면, E형 간염 바이러스 항체 양성률은 전체적으로 20% 내외였고, 연령이 증가할수록 높아져서 20대 미만은 2~3%, 60대 이상은 34.6~42.3%의 양성률을 보였다. 또 국내 급성 E형 간염 중 한 사례는 지리산에서 멧돼지를 생포하여 담즙액을 마신 후 발병한 경우로, 우리나라에서도 동물과 사람이 같이 앓는 인수공통 감염병의 형태로 E형 간염이 발생할 수 있음을 보여 주었다. 한편, 일본에서는 돼지의 생간을 먹고 감염된 사례들이 다수 보고된 바 있다.

E형 간염의 증상

대부분 급성 간염으로 발생하며, 장기이식 후 면역억제제를 복용하는 환자들에서 만성 E형 간염이 발생하였다는 보고가 일부 있으나 아직 만성 간염으로의 진행 여부는 확실하지 않다. E형 간염 바이러스에 감염되면 약 2~9주(평균 40일)의

잠복기를 거치며, 감염 후 약 30일이 경과하면 급성기 항체(IgM anti-HEV), 약 50~60일이 지나면 IgG anti-HEV가 나타난다.

E형 간염의 증상으로 눈자위와 피부가 노랗게 되는 황달, 메스꺼움(46~85%), 구토(50%), 복부통증(41~87%), 짙은 색깔의 소변(92~100%), 관절통증(28~81%), 발진(3%), 설사(3%), 가려움증(13~55%)이 동반된다. 빌열과 간비대는 환자의 약 50%에서 발생한다. 소아의 경우 별다른 증상 없이 지나가는 경우도 많다.

E형 간염의 진단과 치료

E형 간염의 진단

급성 E형 간염을 진단하는 방법에는 혈액 검사를 통해 E형 간염 바이러스 항체를 검출하는 방법과, E형 간염 바이러스를 직접 확인하는 검사(HEV RNA 검사법)가 있다. 급성 E형 간염 초기에는 급성기 항체가 양성이고 추적 검사에서 IgG anti-HEV가 양성을 보이는 경우 잠정적인 진단을 내릴 수 있으며, HEV RNA를 혈액 또는 대변에서 직접 검출하게 되면 확진할 수 있다.

그러나 HEV RNA 검사는 바이러스가 혈액 중에서 검출되는 기간이 짧은 데다, 혈중 바이러스 농도는 증상이 없는 잠복기에 가장 높고 증상이 발생하는 급성기에는 검출되지 않을 가능성이 높아, HEV RNA 검사가 음성이라도 E형 간염 바이러스의 감염을 완전히 배제할 수 없다. 또한 아직까지 HEV RNA를 검사할 수 있는 상업화된 진단 방법이 없다.

E형 간염의 치료율

평상시 건강했던 사람은 충분한 휴식과 영양섭취만으로도 거의 대부분 자연 회복된다. 그러나 임신부의 경우 사망률이 20%가 넘는 것으로 알려져 있는데, 그 이유는 불분명하다. 만성 간질환을 앓고 있던 환자에서 발생할 경우에는 전격성 간부전과 같은 합병증과 사망률의 위험이 일반인보다 높다.

E형 간염의 예방

E형 간염의 치료약이나 국내에서 상용화된 예방백신은 아직 없는 상태이다. 따라서 보건 및 개인위생의 주의가 필요하다. 유행 지역을 여행하는 경우 개인위생을 청결히 해야 한다. 물은 꼭 끓여 먹고, 생수병에 가급적 직접 입을 대지 않고 마시

며, 비위생적으로 만든 얼음, 회 등의 날생선, 채소나 과일 등은 먹지 않도록 한다. 또한 어패류, 야생동물 고기, 돼지 내장 등을 덜 구워먹거나 날로 먹는 것은 피하고 반드시 익혀 먹는다.

Hospital Memo

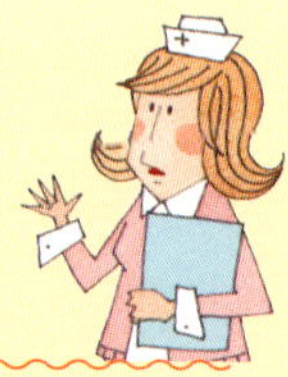

E형 간염 바이러스 발견의 역사

E형 간염 바이러스의 발견은 A형, B형 간염 바이러스의 발견에 비해 훨씬 늦게 이루어졌다. 1983년 중앙아시아의 non-A, non-B 급성 간염 집단 발병을 조사하던 미하일 발리얀(Mikhail Balayan)이란 러시아인 의사는 모스크바에 있는 자신의 연구실까지 연구용 샘플을 가지고 가길 원했으나, 운반에 이용할 수 있는 냉장 시설이 없었다. 그래서 그는 감염된 환자의 대변을 요거트에 섞어 마시고 모스크바로 돌아가서 증상이 나타나기를 기다렸다. 수주가 지나서 급성 간염 증상이 발생하자, 자신의 대변 검체를 모아 전자현미경으로 새로운 바이러스를 발견해 내는 데 성공하였다. 또한 자신의 대변 추출물을 실험용 원숭이에 주사하자 원숭이에서 급성 간염이 발생하고, 원숭이의 간에서 바이러스 추출에 성공함으로써, 새로 발견한 바이러스가 non-A, non-B 급성 간염의 원인임을 증명하였다.

이처럼 한 연구자의 용감한 연구가 이후 E형 간염 연구의 시금석이 된 것이다.

09

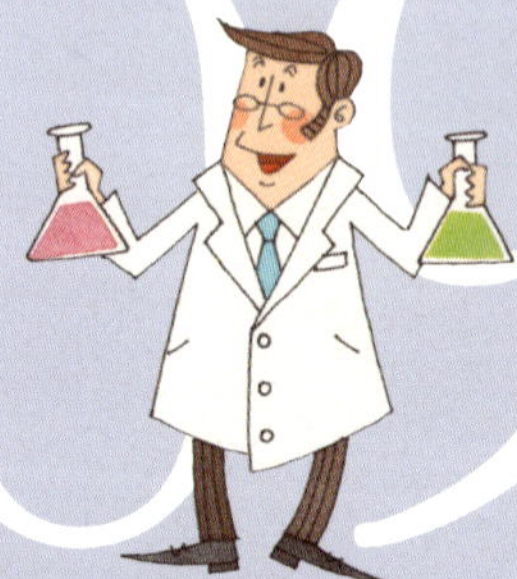

알코올성 간염이란 무엇인가?

알코올성 간염은 술을 많이 마시거나 자주 마시는 경우 생기는 염증성 간손상이다. 그러나 알코올을 섭취하는 모든 사람에서 알코올성 간염이 발생하는 것은 아니며, 개인차에 따라 유전적 요소와 환경적 요소가 함께 영향을 준다.

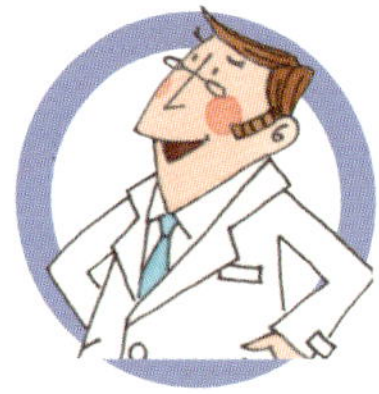

알코올성 간염이란?

알코올성 간염은 알코올성 간질환의 세 가지 조직학적 유형인 알코올성 지방간, 알코올성 간염, 알코올성 간경변증 중 한 가지로, 알코올성 지방간은 간에 지방이 쌓여서 간이 커진 상태를 말하며, 이러한 지방간이 지속되어 간세포의 염증 및 괴사를 동반한 상태를 알코올성 간염이라고 한다.

알코올성 간경변증은 알코올성 지방간이나 알코올성 간염이 만성화되어 간이 딱딱해지거나 크기가 위축된 상태로, 조직학적으로는 중증의 섬유화, 재생결절 등이 생겨 간 표면이 울퉁불퉁해진 것을 말한다.

알코올성 간염은 경미한 증상을 보이는 사례에서부터 간부전으로 사망하게 되는 중증 간염까지 임상 증상이 다양하다.

임상 증상이 심한 경우에는 바이러스성 간염의 경우와 같이 발열, 피로감, 메스꺼운 증상, 소화불량, 복통, 황달 등의 증상이 나타나고 회복이 쉽지 않은 경우가 있다. 이러한 환자들 중 절반 정도는 이미 간경변증이 동반된 상태로 알려져 있다. 또한 간경변증이 없더라도 복수 또는 식도 정맥류 출혈이 동반될 수 있으며, 심한 알코올성 간염 환자는 1개월 이내 단기 사망률이 50%에 이를 정도로 예후가 매우 좋지 않다.

지방간이 금주 후에 정상간으로 호전될 수 있는 것과는 달리, 알코올성 간염은 앓고 나더라도 간경변증으로 진행할 위험이 높아 완전히 방심할 수 없다. 한 보고에 따르면, 알코올성 간염이 발생하면 간섬유화로의 진행이 흔하게 발생하며, 오랜 기간 알코올성 간염이 지속되면 간섬유화의 진행이 가속되어 간경변증으로 진행된다고 한다(그림 4).

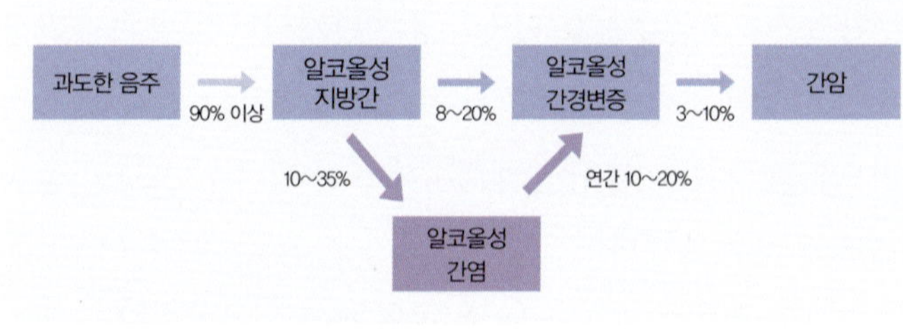

그림 4. 알코올성 간질환의 자연 경과

술을 마시면 무조건 알코올성 간염이 생기나?

반드시 그런 것은 아니다. 알코올을 섭취하는 모든 사람에게 알코올성 간염이 발생하는 것은 아니며, 개인차에 따라 유전적 요소(알코올 분해대사 효소의 유전적 요인 및 알코올 간손상의 유전적 감수성)와 환경적 요소(성별, 영양상태, 동반된 간질환 등)가 함께 영향을 주게 된다. 이러한 요인들이 어떤 기전으로 알코올성 간질환의 발생과 진행에 영향을 미치는지는 밝혀져 있지 않은 부분이 많다. 그러나 알코올성 간염의 가장 중요한 위험인자는 알코올 섭취량이다. 따라서 술을 자주, 많이 먹을수록 알코올성 간염이 발생할 확률은 증가한다.

외국의 한 보고에 의하면, 알코올성 간경변증이 발생한 환자는 매일 평균 180g 정도의 알코올을 25년 이상 마셔 왔으며, 1일 80~160g을 마신 경우 정상인보다 5배, 160g 이상 마신 경우는 정상인보다 25배 간경변증 발생이 증가한다고 알려졌다. 1일 80g 정도의 알코올을 10~20년간 마시는 것이 간경변증을 일으킬 수 있는 알고올 양이라는 주장도 있다.

같은 양의 알코올을 마시더라도 간에 나타나는 이상은 사람에 따라 정도의 차이가 있다. 즉 비슷하게 많은 양의 술을 마셔온 알코올 중독자라도 어떤 사람은 간경변증을 갖게 되는 반면, 어떤 사람은 간이 정상인 경우도 있다. 알코올 중독자 모두에게 간경변증이 동일하게 생기지 않는 것은 개개인에 따른 유전적 소인의 차이 때문이다.

일반적으로 간경변증을 일으키지 않는 안전한 음주량은 남자는 1일 40g 이하, 여성은 20g 이하로 알려져 있다. 남성보다 여성에서, 그리고 C형 간염 환자는 적은 용량의 알코올에 의해서도 알코올 간질환이 더 쉽게 발생하고, 더 심한 병변을 보이는 수가 많다. 술의 종류에 따라 도수와 술잔 크기가 모두 다르지만, 일반적으로 보건복지부에서 제시한 1 표준잔은 12g의 알코올이 포함된 한 잔을 의미하는데, 소주 1잔 반(90ml), 맥주 1캔(355ml), 막걸리 1사발(230ml), 포도주 1잔(120ml), 양주 1잔(40ml)에 해당된다(표 1).

표 1. 술의 종류에 따른 알코올 함량

종류	양(ml/병)	도수(%)	알코올 함량(g)
소주	360	19	54
막걸리	750	6	35
맥주	355	4.5	12
포도주	700	12	66
양주	360	40	113

Hospital Memo

숙취에서 빨리 회복되는 방법이 있나?

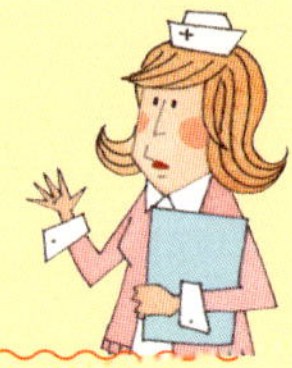

숙취로 고생하지 않으려면 마시는 술의 양을 줄이는 것이 가장 좋은 방법이다. 양을 조절하기 어렵다면 되도록 천천히 그리고 조금씩 시간을 끌면서 마시는 것이 좋다. 대화를 많이 하는 것도 도움이 되는데, 알코올 성분의 10% 정도는 호흡을 통해 배출되므로 술이 빨리 깨도록 도와주기 때문이다.

물을 충분히 마시면 술의 흡수를 지연시켜 도움이 되고, 안주를 함께 먹는 것도 술의 흡수를 늦추는 효과는 있지만, 기름진 안주를 많이 먹게 되면 지방간이 유발될 수 있으므로 콩이나 두부 같은 식물성 단백질과 생선을 섭취하는 것이 좋다.

아무리 적게 마시고 천천히 마셔도 음주 다음날 찾아오는 숙취는 매우 괴롭다. 알코올을 분해하는 데 많은 수분이 필요하므로 가장 좋은 숙취 해소법은 수분 섭취인데, 얼큰한 국물은 술과 더불어 위에 부담을 줄 수 있으므로 과음한 다음날에는 콩나물이나 북어, 조개 등으로 만든 맑고 담백하며 따뜻한 국을 먹는 것이 좋다. 진한 블랙 커피나 사우나는 각성 작용이나 노폐물 배설 촉진 작용에 의하여 일시적인 효과를 볼 수는 있으나 탈수를 유발할 수 있으므로 카페인이 포함된 음료보다는 물이나 이온 음료가 좋으며, 너무 뜨거운 탕이나 사우나보다는 미지근한 물로 목욕을 하는 것이 좋다.

10

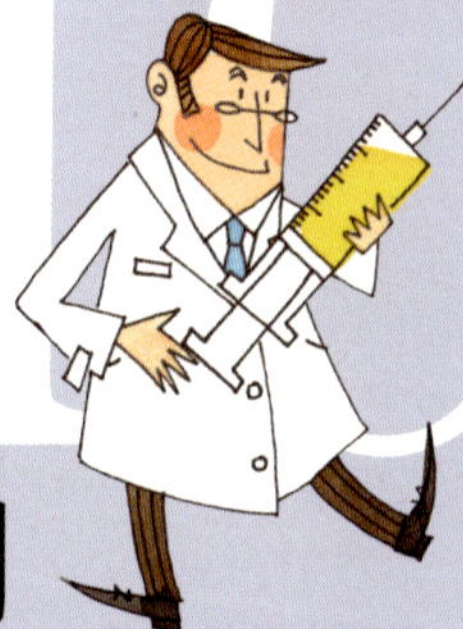

알코올성 간염의 진단과 치료

알코올성 간염의 증상은 무증상인 경우에서부터 간 비대증에 이르기까지 다양하며, 가장 중요하고 기본적인 치료는 금주이다.

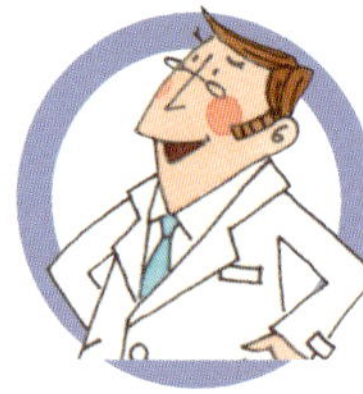

알코올성 간염의 증상

알코올성 간염의 증상은 다양하다. 무증상인 경우도 있으며, 초기에는 피로감, 구역, 구토, 식욕부진, 권태, 고열 등이 있고, 점차 진행되면서 소변 색이 진해지거나, 황달, 촉진으로 우측 윗배에 통증을 느낄 수 있는 간 비대증도 보이게 된다.

간경화로 진행된 경우에는 복수, 다리의 부종, 간성 혼수, 상부 위장관 출혈, 혈액응고 장애, 비장 비대 등이 나타나기도 한다. 그 밖에 간 외 장기손상으로 위염, 소화성 궤양, 췌장염, 신경장애, 근육병증, 뒤피트랑 연축, 심근병증, 부정맥, 빈혈, 귀밑샘과 눈물샘 비대, 진전섬망에 의한 의식변화 및 수면장애 등을 동반할 수 있다.

알코올성 간염의 진단

알코올 이외의 간질환을 초래할 수 있는 다른 원인(B형 간염 바이러스 및 C형 간염 바이러스, 비만과 당뇨병에 의한 지방간)이 없는 경우, 간질환이 초래될 정도의 음주 경력을 가진 환자(하루 평균 알코올 섭취량이 남자의 경우 40g, 여자의 경우 20g을 초과할 때)에서 간기능 검사에 이상 소견이 동반되었을 때 진단할 수 있다. 매일 마시지는 않더라도 주간 전체 음주량을 합하여 7로 나눈 값이 하루 평균 알코올 섭취량이 된다.

간기능 검사는 AST, ALT, GGT 등의 혈액 검사로 평가하며, 알코올성 간염의 경우 AST/ALT 비율이 2 이상이고 GGT의 상승을 동반하는 경우가 많다. 이 밖에 평균 적혈구 용적(MCV) 및 탄수화물 결핍 트랜스페린(CDT) 등이 음주량 혹은 금주 관련 지표로서 이용될 수 있다.

혈액 검사로 정확하게 진단되지 않을 경우 간조직 검사를 시행하는 경우도 있다. 이는 알코올성 간염이 의심되는 모든 환자에게 반드시 필요한 것은 아니지만, 스테로이드 치료가 필요할 정도의 중증 알코올성 간염 환자의 정확한 진단 및 예후 평가를 위해 고려할 수 있다.

알코올성 간염의 치료

가장 중요하고 기본적인 치료는 금주이다. 그 밖에 충분한 영양공급과 금단증상에 대한 정신건강의학적 치료가 필요하다. 금단 후 발생하는 금단섬망과 경련 등 심각한 합병증이 있을 때는 입원 치료를 권한다.

술에 대한 갈망을 줄여주는 항갈망 치료법(단주치료)으로 약물 치료와 정신사회 치료 등을 우선 고려하는데, 항갈망 약물 치료에는 바클로펜과 아캄프로세이트 등이 도움이 된다. 그리고 알코올 금단증후군 치료에는 벤조디아제핀의 사용을 권장한다. 이러한 약제를 사용한 치료 외에도 정신치료 방법으로 단기 개입이 권장된다. 이는 제한된 시간 내에 동기부여 면담이나 상담을 통한 정보 제공, 의학적 충고를 제공함으로써 이루어진다. 이는 특히 경한 알코올 간질환이 발생한 환자에서 효과적이다.

이 외에도 알코올 간질환 환자에서는 티아민 결핍으로 인한 인지기능 저하가 흔하기 때문에 금단증상이 나타나는 모든 환자에게 티아민을 공급한다. 또한 영양요법과 함께 비타민과 무기질 공급도 필요하며, 중증 알코올성 간염의 경우에는 스테로이드, 펜톡시필린 및 항산화제 등의 치료가 생존율 향상에 도움이 될 수 있다. 특히 중증 알코올성 간염 환자의 경우 생존율 향상이 입증된 스테로이드 치료(40mg/일, 28일 투여)가 가장 많이 권고되며, 스테로이드 사용에 대한 금기가 있는 경우(내과적으로 조절되지 않는 감염 혹은 패혈증, 상부위장관 출혈, 췌장염 등) 또는 간신증후군이 동반된 경우에는 펜톡시필린을 대체요법으로 고려할 수 있다.

간기능이 극도로 저하된 비대상성 알코올성 간경변증 환자나 내과적 치료에도 불구하고 호전되지 않는 중증 알코올성 간염 환자에서는 간 이식을 고려할 수 있다.

알코올성 간염의 예후

알코올성 간염이 발생하면 간섬유화가 진행하여 오랜 기간 알코올성 간염이 지속됨에 따라 간섬유화 진행이 가속되어 간경변증으로 발전한다. 알코올성 간경변증 환자의 반수 이상이 진단 당시 합병증을 동반하며, 알코올성 간경변증에서는 간암 발병률 및 사망 위험도가 증가한다.

중증 알코올성 간염은 일반적으로 DF(Discriminant Function) 점수가 32점 이상이거나 간성뇌증을 동반한 경우로 정의하며, 치료하지 않을 경우 28일 사망률이 30~50%로 불량한 예후를 보인다. DF 점수는 1978년 알코올성 간염 환자의 스테로이드 치료 반응을 평가하기 위해 처음 개발되었고, 이후 mDF(modified DF) 점수로 개선되었는데, mDF 점수가 32점 미만인 환자의 28일 생존율은 90%인 데 비해 mDF 점수가 32점 이상인 중증 알코올성 간염 환자의 생존율은 50~65%로, 치료를 결정하는 지표로 현재 널리 이용되고 있다.

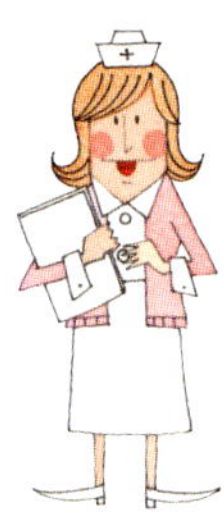

11

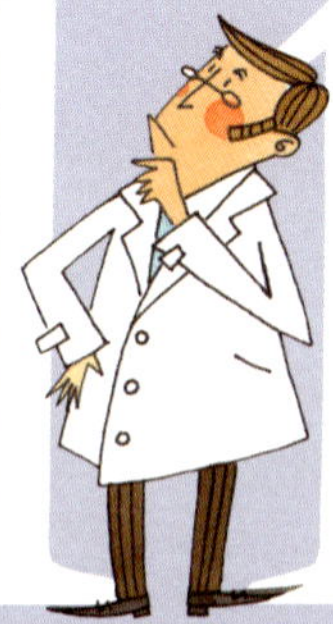

비알코올성 지방간 질환이란?

술을 많이 마시지 않더라도 알코올성 간염과 유사한 간조직 검사 결과와 증상을 보이는 비알코올성 지방간 질환은 비만과 제2형 당뇨병, 고지혈증 및 약물 등 다양한 원인으로 발생할 수 있다.

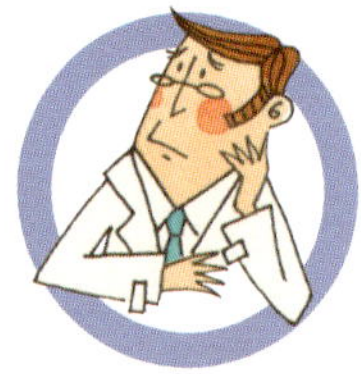

비알코올성 지방간 질환

비알코올성 지방간 질환은 술을 많이 마시지 않더라도(〈 140g/1주) 알코올성 간염과 유사한 간조직 검사 결과와 증상을 보이는 질환이다. 비알코올성 지방간 질환은 간질환 중 가장 흔한 질환으로 일반 인구집단의 10~24%에 영향을 미치며, 간내 지방 축적이 정상 간 무게의 5~10% 이상인 상태이다.

최근 영양상태가 좋아지고 성인병이 늘어감에 따라 지방간 환자가 늘어나는 추세이다. 술을 많이 마시지 않는 지방간 환자 중에서도 간염이 관찰되는 경우가 있는데, 이러한 경우를 지방간과 구별하여 '비알코올성 지방성 간염'이라고 하며, 유병률은 약 6%로 알려져 있다.

비알코올성 지방간 질환은 단순한 지방성 변화에서부터 염

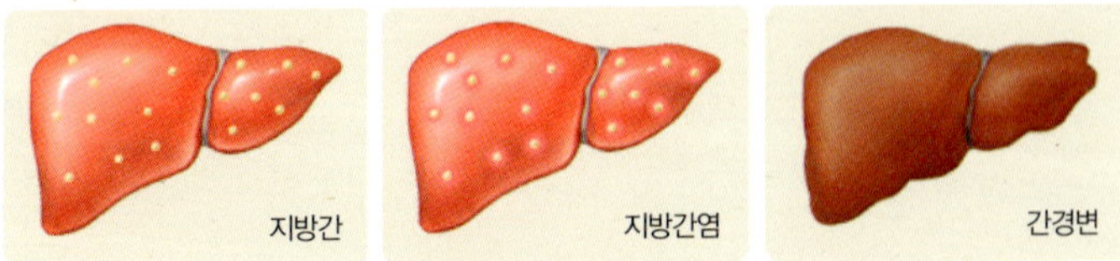

그림 5. 비알코올성 지방간 질환의 분류

증, 섬유화 등과 같은 심한 조직학적 이상까지 다양하게 발생할 수 있다. 경도의 비알코올성 지방간이 간경변증으로 진행하는 경우는 아주 드물기는 하나, 지방간이 심한 염증을 일으켜 지방간염이 지속되면 간의 섬유화가 진행되어 간경변증이나 간부전으로 진행할 수 있다. 지방간염의 10~50%가 간경변증으로 진행한다는 사실에 근거하면, 많게는 성인 인구의 3%가 지방간염으로 인한 간경변증을 가지고 있다고 추정할 수 있다.

비알코올성 지방간의 위험인자

비알코올성 지방간 질환은 약물을 포함한 다양한 원인으로 발생할 수 있으나, 비만(30~100%), 제2형 당뇨병(10~75%), 고지혈증(20~92%)에서 흔히 동반된다.

비만

특히 체질량지수가 30 이상으로 비만인 경우 비알코올성 지방간의 유병률은 4.6배가 증가한다. 체질량지수가 정상이라 하더라도 복부비만이 있으면 비알코올성 지방간의 위험이 상승하는 것으로 알려져 있다. 반드시 비만인 경우에만 비알코올성 지방간 질환이 발생하는 것은 아니지만, 비만은 가장 유력한 위험인자이다.

캐나다의 한 비음주자 부검례 조사에 의하면, 비만하지 않고 당뇨병이 없는 사람의 경우 7%에서 중등도의 지방 변화를 보였지만, 중증 비만 환자의 경우 29%에서 심한 지방 변화를 보였다. 즉 지방간염의 가능성은 비만의 정도와 함께 증가한다.

고지혈증

고지혈증도 지방간 질환의 위험인자인데, 고지혈증 중에서도 고중성지방혈증은 고콜레스테롤혈증에 비해 더 큰 위험인자로 알려져 있다.

급격한 체중감량

중증 비만 환자가 급격한 체중감량을 한 경우에도 간기능 부전이나 만성 간질환이 생길 수 있다. 과거 중증 비만의 치료 방법으로 공장-회장 우회술과 같은 수술을 시행했는데, 약 40%에서 간기능 검사 이상과 간부전이 발생하여 이후 더 이상이 수술을 시행하지 않는다. 이러한 합병증이 나타났던 환자 대부분이 기존에 비알코올성 지방간염을 가지고 있었다가 급격한 체중감량에 의해 악화된 것으로 생각된다. 흥미롭게도 점진적인 체중감량을 한 경우에는 오히려 비알코올성 지방간염이 호전되었다.

고연령과 가족력

어느 연령대에서도 비알코올성 지방간은 발생할 수 있으나, 40~50대 이후 발생하는 경우에는 예후가 좋지 않다. 또한 지방간염이나 원인불명의 간경변증의 가족력도 비알코올성 지방간염의 위험인자이다.

약제

이 외에도 여러 가지 약제들도 비알코올성 지방간을 일으킨다. 심부정맥 약제인 아미오다론이나 혈압 약제(nifedipine, diltiazem), 호르몬 제제(tamoxifen, glucocorticoids) 등에 의해서도 지방간이 발생할 수 있다.

이와 같이 여러 가지 이유로 지방간이 발생할 수 있지만, 어떠한 이유로 단순 지방간에서 지방간염이 발병하는지는 아직도 명확하게 밝혀지지 않았다. 일부 환자에서는 단순 지방간에서 더 이상 진행하지 않는 데 비해, 어떤 환자에서는 지방간염, 진행성 간섬유화, 간경변증으로 진행하기도 한다.

지금까지의 연구에 따르면 여러 가지 요소가 관여하는 것으로 생각되는데, 먼저 간에 지방 축적이 일어나고, 이후 산화스트레스 및 유리지방산에 의해 간세포가 손상되어 지방간염이 되며, 이것이 유전적·환경적 영향을 받아 섬유화 및 간경변증으로 진행한다고 추정된다.

비알코올성 지방간 질환의 치료와 예방

비알코올성 지방간 질환의 치료

비알코올성 지방간 질환의 가장 기본적인 치료 방법은 식이요법 및 운동이다. 일반적으로 식이요법과 운동을 병행할 것을 권유하지만, 운동만으로도 비알코올성 지방간 질환의 치료 효과가 있는 것으로 알려져 있다.

운동은 인슐린 저항성을 개선시키는 효과도 함께 갖고 있다. 다만, 일주일에 1.6kg 이상의 급격한 체중감소는 유리지방산이 간으로 많이 유입되어 오히려 지방간 질환이 악화될 수 있다.

따라서 어른은 일주일에 1.6kg, 어린이는 500g 미만의 점진적인 체중감량을 해야 한다. 일차적으로 현 체중의 10% 정도를 서서히 감량하는 것이 바람직하다. 저칼로리 식사를 하고 과불포화지방산(생선, 식물성 기름) 위주로 섭취하도록 권유한다.

간에 병이 있으면 잘 먹고 잘 쉬어야 한다고 알려져 있지만, 지방간의 경우에는 그렇게 하면 상태가 더 심해지는 경우가 많다. 비만이 더 심해지는 경우, 혈당이 잘 조절되지 않는 경우, 혈중 지질의 농도가 정상으로 유지되지 않는 경우에는 지방간이 더 심해진다. 그러므로 지방간이 있으면서 고지혈증, 당뇨병, 비만 등의 질병이 함께 있는 사람은 운동을 많이 해야 한다. 지방간이 있다고 하여 안정을 취할 필요는 없으며, 규칙적인 운동으로 체중을 관리하는 것이 지방간 치료에 도움이 된다.

간조직 검사에서 간섬유화가 있는 경우에는 반드시 금주를 해야 하며, 또한 약물에 의해 지방간이 발생한 경우에는 약물 중단을 고려해야 한다. 당뇨나 고지혈증이 동반되어 있는 환자라면 혈당과 혈중 지질 농도를 잘 조절하는 것이 중요하다.

비알코올성 지방간 질환의 예방

비알코올성 지방간 질환 예방의 기본도 금주와 식이조절, 규칙적인 운동이다. 지방간을 유발하는 정도는 알코올의 종류는 크게 차이가 없으며, 섭취한 총 알코올 양과 음주 기간, 영양 상태와 관계가 깊다고 알려져 있다. 고지방 저단백 식사를 계속 한다면 지방간이 생기고 지방 간염으로 악화될 수 있다. 적절한 식이조절과 금주, 체중감량이 지방간 예방의 지름길이다.

간에 무리를 주지 않는 알코올 섭취량은 하루 10~20g이며, 이는 맥주 1캔, 양주 2~3잔, 소주 반병 정도에 해당한다. 술을 마실 경우에는 달걀, 두부 등 단백질이 많은 음식을 곁들여 먹는 것이 좋으며, 음주 횟수는 일주일에 1~2회 정도로 간이 회복되는 시간을 주어야 한다.

지방간의 예방 역시 다른 질병의 경우와 같이 건강한 생활 습관을 유지하는 것이 가장 중요하다. 적절한 칼로리의 식사를 하고, 규칙적인 운동을 지속하여 적절한 체중을 유지하며, 과다한 음주를 하지 않는 것이 지방간 질환을 예방하는 방법이다.

비만인 사람은 하루 섭취 칼로리를 줄여 체중을 조절하고, 적절한 운동을 하여 체내 축적된 복부지방을 제거하는 것이 지방간 예방에 도움이 된다. 당뇨병 환자의 경우에는 금주를 하면서 혈당조절을 잘 하고 적절한 운동을 하면 지방간이 좋아질 수 있다. 식사는 전체 섭취량과 칼로리를 줄이는 동시에, 탄수화물을 적당량으로 절제하고 단백질을 균형 있게 섭취해야 한다. 비만이나 당뇨병이 있을 때는 지방 섭취를 줄이는 것이 좋다.

Hospital Memo

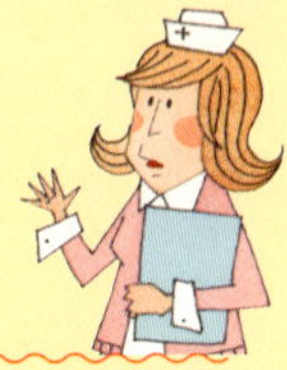

아무리 적게 먹어도 살이 안 빠져요!

여러 연구에 의하면 체중감량을 위해서는 총 에너지 섭취량이 가장 중요하다. 총 에너지 섭취량은 적정 체중을 달성하고 유지할 수 있는 수준으로 결정하는데, 적정 체중은 자신의 신장을 미터로 환산하여 제곱하고 남자는 22, 여자는 21을 곱하면 된다. 대개 육체적 활동이 거의 없는 경우 25~30kcal, 보통 활동의 성인의 경우 30~35kcal, 심한 육체활동을 하는 사람은 35~40kcal를 자신의 적정 체중에 곱하여 필요한 열량을 산출할 수 있다.

총 에너지 섭취량이 결정되면 단백질을 우선적으로 배정하고, 탄수화물과 지방 순으로 배분한다. 일반적으로 총 에너지 섭취량 감소는 하루 에너지 섭취 권고량보다 25% 정도 줄여서 섭취하는 것을 권고한다. 지방 조직은 0.45kg당 약 3,500kcal를 포함하고 있으므로 일주일에 약 0.5kg의 체중감량을 위해서는 에너지 섭취량을 1일 500kcal씩 감소시켜야 한다. 보통 밥 한 공기의 열량이 330kcal 임을 고려할 때, 밥 먹는 양을 평소 먹던 양의 2/3로 줄이면 하루에 330kcal의 에너지 섭취량을 감소시킬 수 있고, 1/2로 줄이면 495kcal의 에너지 섭취량을 감소시킬 수 있어 밥 양 조절만으로도 원하는 체중감량을 달성할 수 있게 된다.

운동을 하지 못해서 살을 못 뺐어요!

운동요법은 그 자체로 인슐린 저항성과 대사증후군 개선에 도움이 된다. 식이요법 없이 운동요법이 간 내 지방량에 미치는 영향을 연구한 4개의 연구에서는 모두 체중의 변화 없이 운동요법만으로도 영상학적으로 간 내 지방량이 감소하였다.

그러나 식이요법 없이 운동만으로 몸무게를 줄이는 것은 매우 어려우며, 체중감량을 위해서는 식이요법이 더 중요하다. 그러나 운동요법은 감소된 체중의 유지 및 요요현상 방지를 위해서도 꼭 필요하며, 체중의 변화 없이도 간 내 지방량을 감소시키기 때문에 그 중요성에 대해서는 이견이 없다.

일상적인 활동에 추가되는 유산소 운동이 권유되는데, 운동요법의 종류 및 적절한 강도, 운동 시간에 대한 합의는 아직 이루어지지 않은 상태이다. 보통 일주일에 2회 이상, 최소 30분 이상의 유산소 운동(빠르게 걷기, 조깅, 자전거 타기, 수영)이 권유된다.

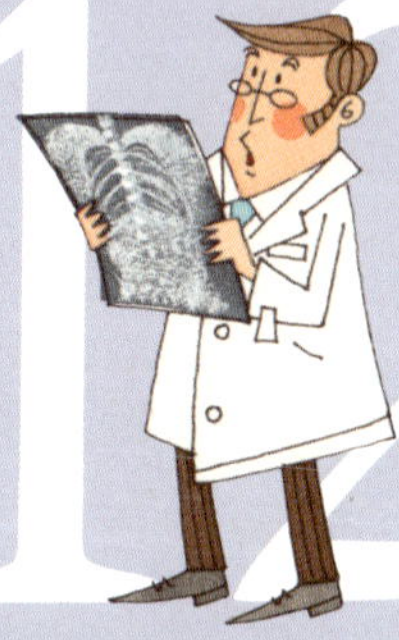

12 약물 유발성 간염이란?

한약이나 건강기능식품 등 여러 종류의 약제를 주사 또는 흡입하거나 여러 종류의 약물을 같이 사용함으로써 발생하는 약물 유발성 간염은 적절한 시기에 치료하지 않으면 급성 간부전으로 진행하여 심각한 간손상을 유발할 수 있다.

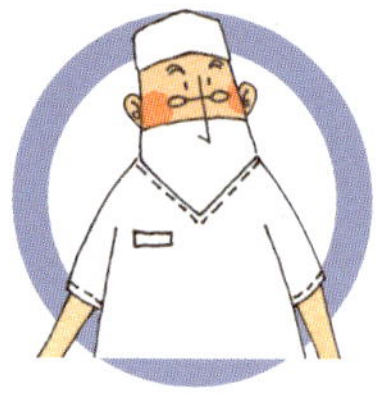

약물 유발성 간염

약물 유발성 간염은 일명 독성 간염으로 불리며, 한약이나 건강기능식품 등 여러 종류의 약제를 장기간 또는 단기간 복용하거나 주사 또는 흡입함으로써 발생하는 간기능의 손상을 말한다.

임상적으로 심각한 간손상을 초래하는 약물은 매우 드물고 대부분의 약물이 10만 명당 약 1~10명에서 간손상을 초래하는 것으로 알려져 있으나, 실제 임상에서는 급성 간염 환자의 약 10%가 약물에 의한 것으로 알려져 있다. 전체 약물 부작용의 약 6%는 간손상의 형태로 나타나, 약물에 의한 간손상은 임상에서 흔히 접하게 되는 질환이다.

약물 유발성 간염을 일으키는 원인 약물

간손상을 일으킨다고 알려진 약물이나 천연물에 의한 간손상이 독성 간염의 원인이다. 실제 임상에서는 사용빈도가 높은 상용 약물이 대표적인 원인이며, 천연물질로는 한약이나 민간요법 및 대체요법과 건강기능식품도 흔한 발병 요인이다.

약물 유발성 간염의 기전

약물에 의한 간손상의 기전은 크게 두 가지로 나눌 수 있는데, 하나는 복용량이 증가할수록 간에 독성을 미치는 정도가 증가하여 간손상의 정도를 예측할 수 있는 경우이고, 다른 하나는 면역학적 기전에 의한 것으로서 간손상 여부를 예측할 수 없는 특이반응에 의한 간 손상이다.

특이반응이란 유전적 요인에 의해 약물 고유의 작용이 비정상적으로 강하게 또는 약하게 나타나는 현상을 말한다. 이러한 약물은 투여대상 환자에게 소량으로도 예민한 반응을 유발하기도 하고, 반대로 다량을 투여하더라도 이상 작용이 나타나지 않기도 한다. 특이반응은 개인의 유전적 요인에 의해 달라지므로 이에 의한 간손상은 예측하기 힘들다.

약물 유발성 간염의 증상 및 진단

약물 유발성 간염의 증상

약물에 의한 간손상은 단순한 간효소 수치의 상승에서부터 치명적인 간세포 괴사, 만성 간염, 혈관 질환, 육아종, 간경변증과 같은 다양한 종류의 간질환을 초래할 수 있다. 대부분의 경우 무증상이고 간기능 수치 악화만 나타난다. 경우에 따라 간효소 수치 상승으로 인한 구역 및 구토, 피곤함 등 비특이적 증상과 황달, 가려움증 등이 나타나기도 한다. 특이반응에 의한 간손상의 경우에는 피부발진과 발열, 호산구 증가증 등의 과민반응이 나타날 수 있다.

약물 유발성 간염의 진단

약물 유발성 간손상을 진단할 수 있는 특별한 검사 방법은 없다. 진단을 위해서는 우선 의심되는 약을 다시 복용하여 약물이 간에 미치는 영향을 확인하는 것이 가장 좋은 방법이지만, 이 경우 간손상이 더욱 빠르게 진행될 수 있고 그 정도가 더욱 심해질 수 있기 때문에 윤리적으로 문제가 된다. 따라서 임상적으로 의심하여 약물 복용 전후 상관관계를 추정하는 방법이 현실적이다.

일반적으로 한 사람이 여러 개의 약제를 동시에 복용하거나 음주력과 비알코올성 지방간이 동반되는 경우가 많은데, 이러한 경우 약제 복용과 독성과의 연관이 명백하지 않기 때문에 약물 유발성 간염의 진단은 상당히 어렵다.

약물 유발성 간염을 진단할 때에는 간손상을 일으키는 다른 원인을 배제하는 것이 가장 중요하다. 의심되는 약물에 대해서는 복용 후 간기능에 이상이 생겼는지 인과관계를 규명하고, 동시에 약물 복용을 중단한 후 간기능이 정상으로 돌아오는지 확인하여 진단의 열쇠로 삼는다.

Hospital Memo

어떤 사람이 약물 유발성 간염에 잘 걸리나?

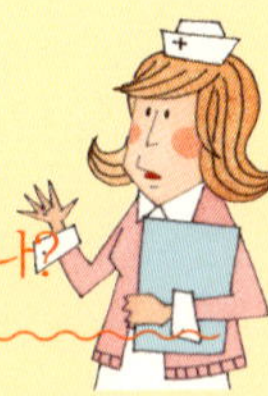

대부분의 약물 유발성 간염은 해당 환자 및 각종 환경의 위험인자가 상호 복합적으로 작용하여 노출된 사람의 일부에서만 나타나며, 연령이 증가할수록 빈도가 증가하고 정도도 심해지는 경향이 있다. 그러나 특징적으로 일부 항경련제와 아스피린에 의한 간손상은 소아에서 더 흔하다. 만성적으로 음주를 할 경우 해열진통제의 일종인 아세트아미노펜에 의한 간손상의 정도가 증가될 수 있다. 또한 여러 종류의 약물을 같이 사용하는 경우 약물 상호작용으로 인해 간손상 위험이 증가한다.

약물 유발성 간염의 치료와 예방

약제로 인한 독성 간염에 의해 손상된 간기능은 대부분 그 원인이 되는 약제의 복용을 중단하면 정상으로 돌아오는 것이 일반적이지만, 적절한 시기에 발견하지 못하면 급성 간부전으로 진행하여 심각한 간손상을 초래하고 사망에 이를 수도 있다.

약물 유발성 간염의 치료

가장 중요한 것은 조기진단과 원인 약물의 중단이다. 간손상을 유발할 가능성이 있는 다른 원인(알코올, 바이러스 등)을 감별한 후, 약제로 인한 독성 간염이 의심될 경우 원인 약물의 복용을 중단해야 한다. 대부분 약물 복용을 중단하면 정상 간기능으로 회복되지만, 급성 간부전으로 진행되는 경우에는 간이식이 필요할 정도로 심각한 상태가 될 수도 있다.

약물 유발성 간염의 예방

꼭 필요한 경우에만 적설한 용량의 약물을 복용하고, 가능하면 여러 종류의 약제를 동시에 복용하지 않는 것이 좋다. 여러 가지 천연물(식물제제)로 이루어진 한약제, 건강기능식품 등을 복용할 때는 전문의와 상담하고, 특히 기존에 만성 간질환을 동반하고 있는 환자의 경우에는 약물 복용에 주의한다.

Hospital Memo

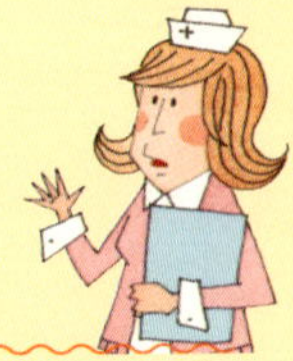

간기능 검사의 해석

간기능 검사는 혈액 검사로서 몇 가지 주요 항목들을 묶어 분석하는 검사이다. 활용되는 항목은 총 콜레스테롤, 총 단백, 알부민, 총 빌리루빈, 알칼리인산 인산분해효소(ALP), 아스파라긴산염 아미노 전이효소(AST), 알라닌 아미노 전이효소(ALT), 감마지티(GGT) 등이 있다.

1. AST(GOT)/ALT(GPT): 간기능 이상을 조사하는 대표적인 검사

아미노산 생성에 관계하는 효소의 일종으로, 간을 비롯해 근육 등 장기의 세포가 손상되면 혈중으로 방출되어 혈액 수치가 증가하게 된다. AST는 간 이외에 심장과 골격근에도 분포하고, ALT는 거의 대부분이 간세포 내에만 있어 ALT가 간질환을 좀 더 반영한다고 알려져 있다. 음주나 과도한 운동 후에 수치가 상승할 수 있으므로 주의해야 한다. 간이 손상받았다는 것을 알려주는 중요한 기능이 있지만, 간질환의 원인을 찾을 수 있는 검사는 아니며, 급성 간질환의 예후와도 관련성이 없는 것으로 알려져 있다.

2. ALP: 담도나 뼈의 이상을 찾아내는 검사

ALP는 다양한 장기에 포함되어 있으며, 간, 신장, 뼈, 태반, 소장 등에 분포하여 이들 장기에 이상이 생긴 경우 혈중 수치가 증가한다. 정상치는 측정 방법에 따라 다르기 때문에 검사 기관 및 방법에 따라 차이가 있을 수 있다. 임신 후기의 여성은 태반에서 ALP가 혈액으로 유출되기 때문에 수치가 상승할 수 있으며, 뼈의 발육이 왕성한 소아기에도 높은 수치를 보일 수 있다. 식사 직후에는 소장에서 ALP가 혈중으로 나오기 때문에 상승할 수 있다.

ALP가 높은 경우 간이나 담도계 질환의 가능성이 있으므로 다른 간기능 검사 결과와 함께 종합적으로 비교하여 판단한다.

3. GGT

알코올이나 약제 등으로 간세포가 손상되거나 각종 원인으로 담관이 막힐 때 혈액 속으로 방출된다. 특히 알코올에 민감하게 반응하므로 알코올성 간염의 진단에 도움이 된다.

알코올 이외에 항간질제, 진정제 등 여러 가지 약제를 복용할 경우에도 수치가 상승하며, 동반 전신 질환이 있는 경우에도 수치 이상을 보일 수 있다.

13

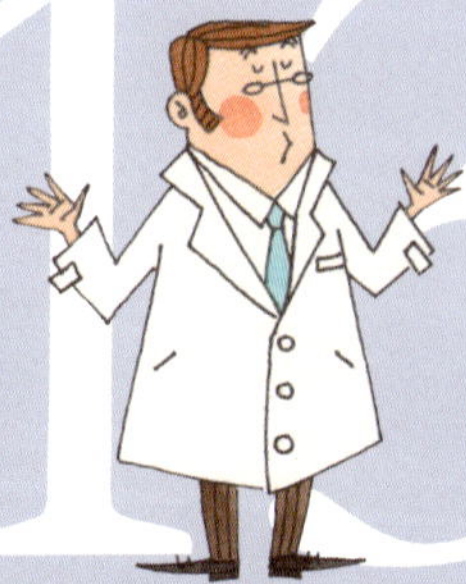

자가면역성 간염이란?

자가면역성 간염은 뚜렷한 이유 없이 간세포가 계속해서 손상되는, 원인을 알 수 없는 간염 중 하나이다. 불과 수십 년 전까지만 해도 '원인을 모르는 간염' 에 포함되어 있었던 질환으로, 1950년대에 스웨덴의 내과의사 발덴스트롬(Waldenstrom)에 의해 처음으로 밝혀졌다.

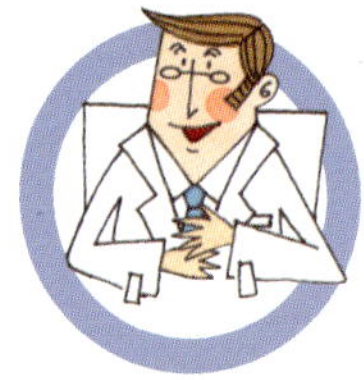

자가면역성 간염이란?

자가면역성 간염은 '자가', 즉 '자기에 대한' 면역반응이 일어나서 생기는 질환이다. 이것이 어떤 병인지를 알기 위해서는 '면역'이라는 현상을 먼저 알아야 한다.

원래 우리 몸 안에는 '면역'이라는 것이 있어서, 세균이나 바이러스 등 몸에 해로운 것들이 들어오면 이를 공격하여 물리치는 역할을 한다. 정상적인 면역체계는 나쁜 것들은 공격하지만 자기 몸에 대해서는 공격 반응을 일으키지 않도록 특수하게 설계되어 있다. 그런데 이 면역체계에 이상이 생겨 원래보다 지나친 활동을 하게 되면 자기 몸의 일부를 스스로 공격하는 '자가면역'이라는 현상이 생기게 된다. 자가면역성 간염은 이렇게 이상하게 변해 버린 면역체계가 특히 자기의 간세포를 공격하여 발생하는 질환이다.

생소한 이름, 자가면역성 간염

간염을 일으킬 수 있는 여러 가지 원인질환 중에서도 자가면역성 간염은 매우 드물게 발견되는 병으로 전체 간질환의 약 5%를 차지한다. 간수치가 높다고 하여 간염을 의심하고 검사한 사람이 20명이라고 할 때, 그중 19명은 다른 원인이 있고 1명만이 자가면역성 간염인 셈이다.

서양인에서는 10만 명당 약 15명이 자가면역성 간염을 앓고 있는 것으로 발표되었는데, 동양인에서는 좀 더 드물다. 우리나라의 통계 자료에 따르면, 2012년에 우리나라에서 자가면역성 간염으로 진료 받은 환자는 전국을 통틀어 약 3,129명이었다. 정확한 수치는 아니지만 2012년 우리나라 인구가 5천만 명이었으니, 대략 10만 명당 6명 정도가 자가면역성 간염으로 진료를 받은 것이고, 이는 서양에 비해서 절반이 되지 않는 수준이다. 하지만 최근에는 우리나라에서도 자가면역성 간염 환자의 수가 점차 늘어나고 있다.

자가면역성 간염은 왜 생기나?

자가면역성 간염이 생기는 원인으로 여러 가지가 제시되고 있지만, 아직 뚜렷하게 밝혀져 있지는 않다. 나이에 관계없이 생길 수 있으며, 특히 여성에서 흔하다. 이유는 알 수 없지만 자가면역성 간염 환자 5명 중 4명 이상이 여자인 것으로 알려져 있다. 우리나라에서는 특히 남자가 더 드물어서, 보고하는 사람에 따라 약간의 차이는 있지만 환자 10명 중 7~9명이 여자이다.

어떤 사람은 유전적으로 면역체계에 이상이 있어 자가면역성 간염에 걸리기도 한다. 이런 경우에는 몸 전체에 '자가면역성'이 있는 것이기 때문에 아토피, 천식, 관절염, 루푸스 등 다른 자가면역 질환과 같이 발견되는 경우가 꽤 있다.

유전적인 원인이 전혀 없이도 바이러스나 약, 화학물질 등에 모르는 사이에 노출되었거나 환경이 잘 맞지 않아 갑자기 면역체계가 지나친 활동을 하게 되었을 수도 있다.

그러나 대부분의 자가면역성 간염 환자에서는 특별한 원인을 찾을 수 없다. 바꾸어 말하면, 특별히 조심해서 자가면역성 간염에 걸리는 것을 피하는 방법이 아직 밝혀져 있지 않다는 뜻이다.

자가면역성 간염의 증상과 진단

자가면역성 간염의 증상

자가면역성 간염은 아주 다양한 모습으로 나타나기 때문에 몸에 나타나는 변화로는 미리 알기가 어렵다. 증상이 전혀 없이 건강검진을 하다가 간수치 이상이 있다고 하여 발견되는 경우가 있고, 일부 환자에서는 간성뇌증(간성혼수)을 일으키거나 1~2주 내에 간기능을 급격하게 상실하는 전격성 간염이 된 상태로 발견되기도 한다. 또한 지방간이나 B형 간염, C형 간염과 같은 다른 간염들과 간수치만으로는 구분할 수 없다.

증상이 전혀 없이 자가면역성 간염이 발견되는 경우가 1/3이 넘는데, 증상이 있는 사람과 없는 사람을 비교해 보았을 때 간의 염증 정도나 간경변증이 있을 가능성에는 차이가 없다. 따라서 증상이 없다고 간수치 이상에 대한 검사를 미루는 것은 매우 위험하다.

대부분의 자가면역성 간염은 발견된 이후에도 천천히 진행되지만 반드시 치료를 해야 한다. 자가면역성 간염을 치료하지 않고 그대로 두면 15년 이내에 약 절반 이상에서 간경변증(간경화)으로 진행된다고 알려져 있다. 간경변증은 반복되는 간의 염증으로 간에 흉터 조직(섬유화)이 생기는 것으로, 간경변증이 진행되면 복수가 차거나 황달이 오는 등 여러 가지 합병증이 발생할 수 있다. 특히 심한 자가면역성 간염으로 발견된 경우에는 빨리 치료하지 않으면 40%, 즉 5명 중 2명은 6개월 이내에 사망할 수 있으며, 다행히 생존한다고 하더라도 상당수가 간경변증으로 진행한다.

한편, 면역세포는 간에만 존재하는 것이 아니라 혈관이나 림프관 등을 통해 흘러다니기 때문에 다른 장기에도 문제를 일으키는 경우가 있다. 이 때문에 자가면역성 간염 환자에게는 관절염, 혈관염, 신장염 등도 함께 발생할 수 있으니, 이전에 없던 몸의 불편감이 생기면 담당의와 상의해 보아야 한다.

자가면역성 간염의 진단

원인을 알 수 없는 간수치 이상이 계속되면 증상이 없다고 방심하지 말고 피검사와 초음파(또는 CT) 검사를 통하여 간염의 원인을 정밀하게 확인해야 한다.

자가면역성 간염의 진단에 도움이 되는 '자가항체' 검사들은 일반적인 간기능(간수치) 검사가 아닌 특수한 피검사 방법으로서, 검사를 어디서 하느냐에 따라 다르지만 대개 피를 뽑아 검사를 시작한 후 결과를 확인하기까지는 최소 1~3주의 시간이 걸린다. 항핵항체(ANA), 항평활근항체(SMA), 간신미소체

항체(anti-LKM) 등 여러 가지를 검사할 수 있다.

하지만 모든 환자에서 자가항체가 검출되는 것은 아니고, 10~20%는 자가면역항체가 전혀 검출되지 않아도 자가면역성 간염으로 진단되는 경우가 있다. 반대로 자가면역성 간염이 없는데도 자가항체가 검출되는 경우도 있다. 따라서 자가면역성 간염이 의심되는 경우에는 증상과 자가항체 검사, 간조직 검사를 종합해서 진단하게 된다.

간조직 검사는 자가면역성 간염의 진단에 가장 핵심적인 검사이다. 가늘고 긴 바늘을 이용하여 오른쪽 갈비뼈 사이로 간조직 일부를 조금 떼어내 특수 제작 과정을 거쳐 현미경으로 자세히 관찰한다. 이러한 검사를 통해 실제로 간조직에 염증세포가 얼마나 많이 있는지, 간경변증을 의심할 만한 현상이 시작되고 있는지 알 수 있다.

특히 자가면역성 간염은 진단이 까다로워 자가면역성 간염에 맞는 피검사 결과가 나와야 할 뿐만 아니라, 다른 간염(바이러스성 간염, 약물에 의한 간염, 알코올에 의한 간염, 유전성 간염 등)이 없다는 것도 반드시 확인해야 한다. 평소 복용하고 있거나 최근에 먹기 시작했던 약, 한약, 약초나 건강식품 등이 있다면 성분을 확인하여 담당의에게 알려준다.

자가면역성 간염, 치료할 수 있다!

희귀병인 자가면역성 간염에 걸렸다고 해서 지나치게 낙심할 필요는 없다. 간경변증까지 진행한 상태라고 해도 적절한 면역억제 치료를 받으면 눈에 띄게 좋아질 수 있으며, 약 85%는 치료에 반응하여 간수치가 정상화된다.

피검사에서 AST(GOT)나 ALT(GPT) 수치가 정상의 10배 이상(400 정도)으로 높아져 있거나, 5배 이상(200 정도)으로 높아져 있으면서 이상 단백질(감마 글로불린)이 2배 이상 증가할 경우, 또는 조직 검사에서 심한 염증과 간조직 파괴를 보일 경우에는 치료를 바로 시작해야 한다. 이 외의 경우에는 몇 개월 간격으로 검사를 하면서 경과에 따라 치료를 결정하게 된다.

치료는 먹는 약을 이용하며 비정상적으로 활성화된 면역체계를 약하게 만드는 '면역억제 치료'를 한다. 최소한 2년 정도 피검사에서 정상으로 유지되면 치료를 중단할 수 있으며, 치료기간 동안 면역억제제의 다양한 부작용이 있을 수 있어 주의해야 한다. 표준적인 방법으로 치료하면 늦어도 3년 이내에 80%의 환자에서 증상과 간수치가 완전히 정상까지 좋아진다. 하지만 안타깝게도 치료반응이 좋지 않을 경우에는 약의 용량을 올리거나 기간을 연장하기도 하고, 면역억제제의 종류를 바꾸기도 한다. 특히 약을 제대로 복용하지 않는 경우에는 오랫동안 치료

해도 효과가 충분치 않고 부작용만 더 길게 겪게 될 수 있으므로, 증상이 없더라도 처방 받은 약을 꾸준히 복용해야 한다.

자가면역성 간염은 치료가 잘 된 후에도 약을 끊고 난 후 절반 이상에서 예기치 못하게 재발할 수 있다. 따라서 치료가 끝난 다음에도 정기적으로 병원에 가서 확인을 해야 하며, 혹시 재발하였을 경우라도 적절한 시점에 치료를 받으면 다시 호전될 수 있다.

만약 치료에 반응을 하지 않는 경우, 또는 이미 간경변증으로 많이 진행한 상태이거나 처음 진단받을 때부터 간기능이 빠르게 나빠져서 간의 기능을 너무 많이 잃어버려 간부전에 해당한다면, 간이식 수술만이 유일한 치료 방법이다. 이식 수술 후 5년째까지 생존해 있을 확률은 85% 이상, 10년 생존율도 75% 이상으로 다른 병에 비해 좋은 편이다. 다만, 이식을 한 후에도 환자의 '자가면역성'은 남아 있기 때문에 자가면역성 간염이 2/3에서는 재발할 수 있는데, 이 경우에도 다시 면역억제 치료를 하면 호전될 수 있다.

자가면역성 간염의 치료 과정

자가면역성 간염의 치료에 주로 사용하는 약은 스테로이드 제제이다. 치료를 하게 되면 증상이 좋아지고, 증상이 없더라도 간세포 안에 있는 염증이 줄어들어 간기능이 좋아진다. 일반적인 경우 이 스테로이드 약은 효과가 좋지만, 일부 치료반응이 충분하지 않거나 약을 복용하면서 불편감이 심해 복용을 중단해야 하는 경우 다른 면역억제제(아자치오프린 등)를 추가한다.

초기에 높은 용량으로 면역을 강하게 억제한 후 점차 약을 줄여나가므로, 치료를 시작하는 시점에는 정상인에 비하여 면역이 더 약한 상태가 되는 경우가 많다. 따라서 면역억제 치료를 시작한 후에는 평상시에 비해 각별히 위생에 신경을 써야 한다. 외출 후에는 손을 깨끗이 씻고, 입 안이나 다른 부위에 상처가 나지 않도록 주의한다. 또한 감기나 폐렴이 유행할 때에는 사람들이 많은 곳은 가능하면 가지 않는 것이 좋다. 익히지 않은 음식(생선회, 초밥, 육회 등)이나 덜 익은 해산물, 고기 등에는 몸에 해로운 세균이 있을 수 있으니 섭취를 피한다.

아무런 불편 없이 치료를 마칠 수 있으면 좋지만, 치료에 사용하는 약에 의해 몸에 다른 변화가 올 수도 있다. 스테로이드 치료 중 가장 많이 호소하는 불편감은 얼굴이 둥글어지고 붓는 것이다. 면역을 조절하는 과정에서 몸의 호르몬 변화가 나타나기 때문에, 몸이나 얼굴이 부을 수 있고 여드름이 나거나 몸에 털이 많아지기도 한다. 또한 입맛이 좋아져서 음식 섭취를 조절하지 않으면 체중이 급격히 늘기도 한다. 특히 당뇨 환자는 스테로이드 치료 중에 식후 혈당이 많이 올라가면서 당 조절 상태가 나빠지기도 하며, 당뇨가 없던 사람도 일시적으로 당뇨와 유사한 상태를 겪을 수 있어 혈당도 꼼꼼하게 체크해야 한다. 스테로이드를 줄이면 당뇨는 다시 호전되는 경우가 대부분이므로 혈당을 걱정하여 약 복용을 중단하지 않도록 한다.

또한 스테로이드를 오랜 기간 동안 사용하면 혈압이 높아지기도 하고, 뼈가 약해지면서 골다공증이 오거나 백내장이 생길 수도 있으므로, 이전에 없던 통증이 생기거나 시력에 변화가 있다면 담당의와 신속하게 상의한다. 우울한 기분이 심해지거나 불면증이 생기는 것도 치료제와 관련된 현상일 수 있으므로, 혹시 마음의 변화가 오지 않는지도 살핀다.

스테로이드와 다른 면역억제제를 같이 사용하는 방법은 치료의 효과를 높이고 스테로이드 복용량을 줄임으로써 부작용도 같이 줄여주는 장점이 있다. 하지만 같이 사용하는 면역억제제 중 아자치오프린은 혈액 내에 작용하여 백혈구나 적혈구, 혈소판 등 몸에 필요한 성분들의 생성을 줄일 수도 있다. 또한 약이 간을 통해 배출되면서 담즙정체성 간염, 췌장염 등을 일으키기도 한다. 따라서 증상이 나타나기 전에 이런 부작용들을 확인하기 위한 혈액 검사를 받아 이상이 없는지 확인한다.

하지만 자가면역성 간염의 치료에 일반적으로 사용하는 용량에서는 이 약을 복용한 사람 10명 중 9명은 문제가 없고 1명만이 부작용을 겪는 것으로 알려져 있으며, 그런 경우에도 약을 줄이거나 끊으면 상태가 좋아지므로 미리 너무 걱정하지 말고 치료를 받도록 한다.

Hospital Memo

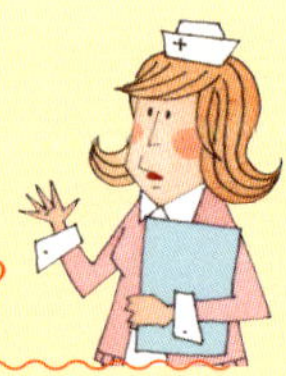

간조직 검사는 간염 진단에 꼭 필요한가?

간조직 검사는 간을 침범하는 질환의 감별, 간경화의 진단 및 중증도 확인, 간이식 후 거부반응 확인, 자가면역성 간염, 윌슨 병과 같은 질환의 진단 및 활성도를 평가하기 위해 시행할 수 있다.

복용 중인 약 중에 피가 잘 멈추지 않게 하는 기능이 있는지 확인하여 (예: 아스피린, 와파린, 은행잎 추출물, 혈액순환제, 동맥경화증 치료제 등), 만약 있다면 일주일 전에 중단해야 한다. 보통 2박 3일 일정으로 진행되며, 8시간 이상의 금식이 필요하고, 조직검사 결과 확인은 퇴원 1~2주 후 외래 진료에서 한다.

혈액응고 기능의 이상이 심한 경우 검사 전 교정을 하거나 목정맥을 통하여 간조직 검사를 시행할 수도 있다. 간염의 경우 대부분 병력청취, 신체검진, 혈액검사를 통해 진단이 가능하지만, 자가면역성 간염과 같은 경우에는 간조직 검사가 진단에 필수적인 정보를 제공할 수 있으므로 필요 시에는 적극적인 검사가 필요하다.

14

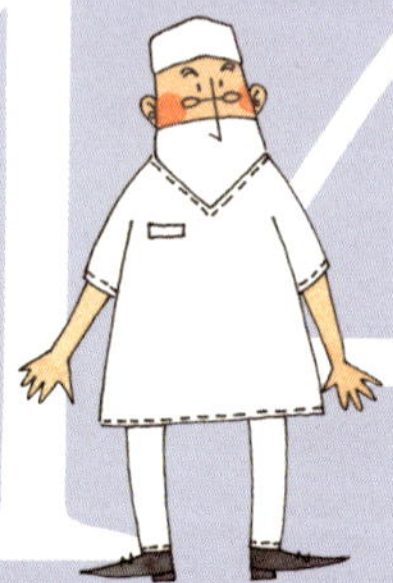

Q&A 간염에 대한 궁금증 33가지

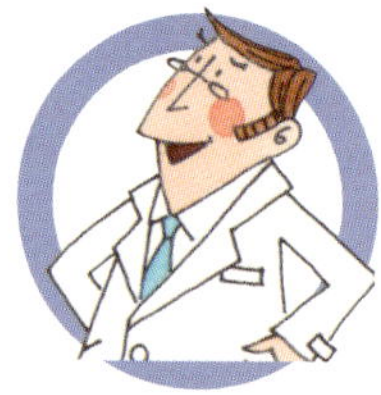

Q A형 간염에 걸리면 만성 간염이 될 수도 있나?

A A형 간염은 급성 간염에 걸린 다음 일단 회복된 이후에는 만성 간염으로 진행하는 경우는 없다(급성 간염에서 만성 간염으로 진행하는 대표적인 경우는 B형 간염이나 C형 간염 등이 있다). 다만, 일단 회복된 후에 드물기는 하나 황달과 같은 증상이 재발하는 경우가 간혹 있어 주의를 요한다.

Q A형 간염에 걸린 사람과 같은 직장에서 일하는데 (또는 가족이 A형 간염에 걸렸는데) 어떻게 해야 하나?

A A형 간염 환자와 같이 근무한다고 모두 다 전염되는 것은 아니다. 다만, 가족의 경우에는 접촉을 지속적으로 하게 되므로 전염될 위험이 월등히 높아진다. 따라서 이러한 경우에는

예방접종과 같은 조치가 필요하다.

Q A형 간염 백신을 한 차례 맞고 두 번째는 시기를 놓쳤는데 어떻게 해야 하나?

A 처음 A형 간염 백신 접종 후 6~12개월 사이에 두 번째 접종을 하는 것이 원칙이지만, 피치 못할 사정으로 1년 이내에 두 번째 접종을 하지 못한 경우에는 처음부터 다시 접종을 하는 것이 아니라 두 번째 접종만 하면 된다.

Q A형 간염 백신을 맞았는데 항체가 생겼는지 확인을 해야 하나?

A 올바른 방법으로 접종을 한 경우 항체가 생성되는 확률은 거의 100%에 가까우므로, 굳이 항체가 생겼는지 알아보기 위해 채혈을 할 필요는 없다.

Q B형 간염은 어떻게 전염되나?

A B형 간염은 재채기나 기침, 음식을 나눠 먹는 등 일상적인 활동으로는 전염되지 않으며, 다음과 같이 감염된 사람의 혈액이나 체액을 통해 전염된다.

- B형 간염 산모로부터 신생아에게 일어나는 주산기 감염
- 수혈과 같은 직접적인 혈액과 혈액의 접촉

- 오염된 주사기나 면도기 등의 사용, 침습적인 검사나 시술
- 비위생적인 날카로운 기구에 의한 시술(문신, 귀 뚫기, 피어싱 등)
- 성적 접촉 등

Q 활동성 B형 간염이더라도 직장을 구할 수 있나?

A B형 간염은 「감염병의 예방 및 관리에 관한 법률」에 따라 직장을 구하거나 일을 하는 데 있어 제한이 있는 감염병이 아니다. 따라서 직장을 구할 수 있다.

Q 간경화 합병증이 발생했을 때 주의해야 할 식습관은?

A 복수와 부종이 있을 때에는 짜게 먹지 않는 것이 중요하다. 간경화 초기까지는 간의 재생을 왕성하게 하기 위해 고단백 식이가 필요하지만, 복수가 생기거나 위장관 출혈이 일어나는 진행된 간경화 상태에서는 단백질을 과도하게 섭취하면 간성 혼수가 생길 수 있어 단백질 섭취를 제한하고 섬유질이 많은 채소 섭취를 통해 변비를 예방해야 한다. 따라서 본인에게 필요한 식습관에 대해 정기적으로 전문의와 의논하는 것이 좋다.

Q B형 간염일 경우 간암의 위험이 얼마나 증가하나?

A 만성 B형 간염이 있는 경우 정상인에 비해 적게는 5배에서 많게는 300배까지 간암이 생길 위험이 높다고 알려져 있다. 정상인에서는 간암이 거의 생기지 않는다. 현재 먹는 항바이러스제를 장기적으로 사용할 경우 이러한 위험성은 상당히 낮아질 수 있을 것으로 기대되지만, 완벽한 방법은 아니므로 정기적인 간암 검사를 받는 것을 권장한다.

Q 우리나라에서 C형 간염은 얼마나 흔한가?

A 국내 C형 간염의 항체 양성률은 0.78%로 보고된 바 있다. 최근의 한 설문에서는 실제 C형 간염 항체 보유자 중 감염 사실을 인지하고 있는 비율은 34.9%에 그치고 있다. C형 간염 항체 양성률은 남자(0.75%)보다 여자(0.83%)에서 더 높으며, 연령에 따라 증가하는 경향을 보여 60세 이상에서 가장 높은 유병률을 보인다. 따라서 C형 간염 항체 검사를 만 40세 생애 전환기 건강검진에 추가해야 한다는 주장이 제기되고 있으며 '제3차 감염병 예방 및 관리에 관한 기본계획(2023~2027)'에 따라 국가건강검진에 C형 간염 검사가 추가될 가능성이 있다.

Q C형 간염에 감염된 산모는 수유를 하면 안 되나?

A 모유 수유를 통한 C형 간염 전염 가능성은 매우 낮아, 유두에 상처가 있거나 출혈하는 경우가 아니라면 모유 수유를 제한할 필요는 없다.

Q C형 간염 환자는 꼭 금주·금연해야 하나?

A C형 간염에서는 특히 음주가 간기능을 악화시키고 간암의 발생을 촉진하기 때문에, C형 간염 환자는 꼭 금주를 해야 한다. 흡연도 간암의 발생을 증가시키므로 금연 역시 꼭 필요하다.

Q C형 간염이 있는 환자는 꼭 치료를 받아야 하나?

A 만성 C형 간염 환자에서 페그인터페론과 리바비린 병합치료 시 심각한 부작용이 예상되는 절대적인 금기증이 없으면 누구나 치료의 대상이 될 수 있다. 그러나 병의 자연 경과를 고려할 때 치료에 따르는 이득과 위험을 저울질하여 이득이 클 경우 치료의 대상이 된다. 일반적으로 간 섬유화가 진행된 경우에는 가급적 빨리 치료를 시작하는 것이 좋으나, 간 섬유화가 경미한 경우에는 환자의 연령, 치료 의지, 향후 적용 가능한 새로운 치료법 등을 고려하여 치료 시기를 결정할 수 있다. 절대적

금기 대상은 조절되지 않는 우울증이나 정신 질환, 조절되지 않는 자가면역 질환, 간 이외의 고형 장기 이식, 치료되지 않은 갑상선 질환, 임신 중이거나 피임 의지가 없는 경우, 조절되지 않는 고혈압, 심부전, 관상동맥 질환, 조절되지 않는 당뇨, 만성 폐색성 폐질환 등의 심각한 내과 질환, 2세 이하, C형 간염 치료제에 과민성이 있는 경우 등이다.

Q C형 간염은 완치가 가능한가?

A C형 간염의 치료 목표는 C형 간염 바이러스를 박멸하여 간경화의 합병증과 간암의 발생을 막고, 궁극적으로 이로 인한 사망을 예방하는 것이다. 이러한 궁극적인 치료 목표는 단기간 내에 평가하기 어려우므로, 실제 항바이러스 치료의 구체적인 목표는 치료 종료 후 24주에 검출 한계 50IU/ml 이하의 예민한 검사법으로 혈중 C형 간염 바이러스가 검출되지 않는 상태인 지속 바이러스 반응(SVR)에 도달하는 것이다. SVR에 도달하면 99% 이상의 환자에서 혈중 C형 간염 바이러스가 지속적으로 검출되지 않아, SVR은 실질적 C형 간염 바이러스의 박멸로 간주된다. 따라서 C형 간염은 완치가 가능하다고 말할 수 있으나, 유전형에 따라서 SVR에 도달하는 성적이 다르므로(유전자 1, 4형에서 50~60% 이상, 유전자 2, 3형에서 70~80% 이상) 모든 경우

에 완치가 된다고 할 수는 없다. 그러나 유전자 2, 3형에서 80%를 상회하는 SVR을 보인다는 점은 C형 간염이 완치 가능한 질병임을 시사하며, 최근 개발되고 있는 표적 치료제의 성적이 더해진다면 향후 C형 간염은 유전자형에 관계없이 완치 가능한 질병이 될 가능성이 있다.

Q C형 간염 완치 후에도 재발하거나 간암이 발생할 수 있나?

A SVR에 노달한 후에 원래의 바이러스가 숨어 있다가 재발하는 경우는 거의 없는 것으로 알려져 있다. 그러나 C형 간염 항체는 중화항체가 아니기 때문에, SVR에 도달한 후에도 C형 간염 바이러스에 다시 노출되면 재감염될 수 있다. 따라서 SVR 후에도 재감염의 가능성이 있으므로 추적 관찰이 필요하다. 또한 SVR에 도달한 경우라도 치료 전 이미 간경화나 진행된 간 섬유화가 있는 경우에는 간암 발생 위험이 있으므로 간경화의 일반 합병증 관리 및 간암 감시 전략에 준하여 추적 관찰해야 한다

Q D형 및 E형 간염은 익숙하지 않은데 우리나라에도 환자가 있나?

A 국내의 간염은 A, B, C형이 주로 알려져 있으나, A형 간염과 비슷한 급성 간염의 형태로 나타나는 E형 간염, B형 간염

과 동시에 혹은 B형 간염 환자에서 중복되어 발생하는 D형 간염이 드물게 존재한다. D형 간염 바이러스의 경우, 1980년대에는 우리나라 B형 간염 바이러스 보유자의 약 0.85~2.5%가 감염된 것으로 보고되었고, 2005년에는 3.6%로 보고되었다. E형 간염 바이러스의 경우 2005년 국내 성인 인구의 9% 정도가 과거 E형 간염 바이러스의 감염을 뜻하는 E형 간염 항체를 가지고 있는 것으로 보고되었다.

Q D형 및 E형 간염을 특히 조심해야 하는 사람은?

A D형 간염이 발생하기 위해서는 B형 간염 바이러스의 동반 감염이 필요하므로, B형 간염 바이러스 보유자 및 B형 간염에 걸릴 위험이 높은 정맥 약물 중독자, 혈우병 환자 등이 특히 조심해야 한다. E형 간염은 평상시 건강했던 사람의 경우 대부분 자연 회복되지만, 임신부가 감염될 경우 20% 이상의 사망 및 33%의 태아 유산을 초래하는 것으로 알려져 있으므로, 임신부의 경우에는 특히 조심해야 한다.

Q D형 및 E형 간염을 예방하기 위해서는 어떻게 해야 하나?

A D형 간염의 경우 B형 간염을 예방함으로써 예방할 수 있다. 그러나 이미 B형 간염 바이러스를 보유하고 있는 경우에는

확실한 예방법이 없으므로 정맥 약물 중독 등의 위험요소를 줄여야 한다. E형 간염은 경구감염을 통해 전파되므로, 예방을 위해 손을 자주 씻고 야생동물 고기를 덜 익혀먹거나 날로 먹지 말아야 한다. 일본에서는 멧돼지 고기를 먹은 주민들이 집단으로 E형 간염 바이러스에 감염된 사례가 있다.

Q 알코올성 지방간과 알코올성 간염은 어떻게 다른가?

A 알코올성 지방간이란 간 내에 지방이 침윤하여 간이 비대해진 상태를 말하며, 알코올성 간염은 지방간이 지속되어 간세포의 염증 및 괴사를 동반한 상태를 말한다. 알코올성 지방간이 금주 후에 정상간으로 호전될 수 있는 것과는 달리, 알코올성 간염은 앓고 나더라도 간경변증으로 진행할 위험이 높아 완전히 방심할 수는 없다.

Q 비싼 술일수록 알코올 순도가 높아 간손상이 덜할까?

A 술의 종류에 따라 간손상이 초래되는 정도에 차이가 있는 것은 아니다. 간손상은 오랜 기간 많은 양의 알코올 섭취에 따른 축적으로 야기되며, 술의 종류, 가격, 도수와 관계없이 알코올의 총 섭취량과 기간이 중요하다. 단, 비싼 술, 즉 불순물을 분리한 증류주(코냑, 브랜디, 전통 소주)의 경우 비교적 저렴한

양조주(맥주, 청주, 막걸리, 포도주)와 달리 숙취가 덜할 수는 있다. 그러나 이는 간손상과는 무관한 것으로, 술을 자주 그리고 많이 마실수록 축적되는 알코올의 양에 비례하여 간이 손상된다. 증류주는 발효 과정을 거쳐 만든 술, 즉 양조주를 증류라는 과학적인 조작으로 알코올을 분리하여 만들어낸 고농축 알코올을 함유한 술을 말한다. 증류주의 전 단계인 양조주는 '효모'라는 미생물에 의해서 만들어진 술이고, 양주의 경우 보리 등 곡물로 만들어진 술, 소주의 경우 쌀로 빚은 막걸리 같은 술이 '양조주'가 되는 것이다. 양주나 전통 소주 같은 비싼 증류주를 마시면 숙취가 상대적으로 적다고 한다. 증류주는 증류 과정을 거치며 숙취의 원인이 되는 아세트알데히드 성분이 상당수 빠져나가기 때문에 실제로 숙취가 덜한 편이지만, 알코올 순도가 높아 많이 마실 경우 오히려 더 심하게 간손상이 될 수 있으므로 주의해야 한다.

Q 술을 끊으면 간기능이 회복되나?

A 대부분의 경미한 알코올성 간염의 경우 금주를 하면 간기능 회복과 더불어 중증 간염이나 간경변으로의 진행을 막을 수 있다. 그러나 예후가 매우 불량할 것으로 예측되는 중증 알코올성 간염의 경우 금주만으로는 간기능 회복이 어렵기 때문

에 입원하여 고용량의 스테로이드 치료를 병행해야 한다. 그러나 상부위장관 출혈, 신부전, 췌장염, 그리고 조절되지 않는 감염이 있는 경우에는 스테로이드 치료를 할 수 없다. 스테로이드 사용 후 치료반응에 따라 예후가 달라지며, 치료반응이 없는 경우 간이식을 고려할 수도 있다.

Q 알코올성 간염에 좋은 음식은?

A 일반적으로 간성혼수를 동반하는 알코올성 간경변과 같은 심한 질환이 아닌 경우는 충분한 단백질(1일 1.5g/체중 1kg)과 칼로리(1일 40kcal/체중 1kg) 섭취가 도움이 된다. 즉 살코기, 생선, 달걀, 두부, 콩, 우유, 유제품 등을 섭취하는 것이 도움이 되지만, 소금을 첨가한 햄, 베이컨, 소시지와 고지방 어육류인 생선 통조림, 지방을 많이 함유한 튀김 등은 피하는 것이 좋다. 그밖에 비타민과 무기질 공급을 위해 신선한 과일, 과일 주스, 신선한 채소, 특히 녹황색 채소 등을 충분히 섭취하는 것이 도움이 되며, 정맥으로 영양을 공급하는 것보다는 경구를 통해 섭취하거나 위장관을 통한 영양 공급이 훨씬 더 효율적이다.

염분과 수분 섭취는 환자의 상태에 따라 조절하는 것이 바람직하며, 엽산을 포함한 종합비타민제(비타민 A, 티아민, 비타민 B12, 피리독신, 비타민 D, 아연, 마그네슘)를 복용하는 것이 권장되고, 간성혼수를 동반하는 환자의 경우 분지쇄 아미노산(BCAA) 제제를 섭취하여 단백질을 보충해야 한다.

그러나 무엇보다 과학적 근거가 없는 건강식품이나 민간요법에 의존하지 말고, 충분한 영양섭취와 더불어 개인에 맞추어 전문가와 충분하게 상담한 후 식이요법을 하는 것이 필요하다.

Q 바이러스성 간염이 있는 사람은 알코올성 간염이 더 잘 생기나?

A 음주는 바이러스성 간염 환자에게 나쁜 영향을 미친다. 한 연구에서 15년 이상 주 3회 이상 음주한 경우 비음주자보다 간세포암 발생률이 3~4배 증가하였고, 다른 연구에서도 하루 약 30g 음주한 경우 간암 발생이 5배 이상 증가하였다. 비음주자에 비해 음주자에서 간암 발생 시기가 10년 일찍 발생한다는 보고도 있다. 특히 알코올은 간염 바이러스 유전자의 발현과 복제를 증가시키는 작용을 하기 때문에, B형 간염 바이러스 보유자나 간염 환자는 음주를 피해야 한다.

C형 간염과 음주와의 상관관계는 많은 연구에서 잘 밝혀져 있으며, 이 둘의 동반은 간손상을 악화시킨다. 이에는 면역억제, 바이러스 복제 자극, 산화 스트레스의 증가와 간세포 독성과 같은 기전들이 제시되고 있다. 특히 만성 C형 간염 환자가 하루 40g 이상 음주할 경우 간경변증의 위험은 약 4배 증가한다.

C형 간염 바이러스의 유병률은 비음주자보다는 음주자에서 높고, C형 간염 환자가 술을 마시면 간손상이 증가되어 간경변증과 간세포암의 발생 위험을 증가시키며, 인터페론 등의 항바이러스 치료에 대한 반응률을 감소시킨다. 따라서 C형 간염 환자들은 반드시 금주해야 한다.

Q 비알코올성 지방간 질환은 어떻게 진단하나?

A 최근 체중이 늘었거나 대사성 증후군(당뇨, 비만, 고지혈증, 고혈압 등)을 보이는 환자에게 원인 미상의 간기능 이상을 보이거나 복부 초음파에서 지방침착이 관찰되면 비알코올성 지방간 질환을 의심할 수 있다. 또한 바이러스성 간염의 병력이 없고 알코올 섭취가 과다하지 않아야(< 140g/1주, 소주 14잔/1주) 비알코올성 지방간 질환으로 진단할 수 있다. 간혹 정상 체중을 가진 환자에서도 비알코올성 지방간 질환이 발생할 수 있는데, 이는 중심성 비만(허리둘레 남성 90cm, 여성 80cm 이상)과 연관된 인슐린 저항성과 관련되는 것으로 보인다.

일반적으로 증상이 없고 건강검진 등 다른 목적으로 시행한 간기능 검사에서 이상 소견이 관찰되어 진단되는 경우가 대부분이다. 극히 일부에서 (특히 어린이) 우상복부에 통증을 호소하거나 피곤함을 느끼기도 한다. 또한 복부 진찰을 할 때 드물게 간비대가 만져질 수 있다.

간조직 검사는 비알코올성 지방간 질환을 진단할 때 필수는 아니지만, 단순 지방간과 지방간염을 구별하기 위해서 시행할 수 있다. 또한 간조직 검사를 통해 예후에 관한 중요한 정보를 얻을 수 있다. 하지만 어떠한 경우에 간조직 검사를 반드시 해야 하는지에 대해서는 확실한 지침이 확립되어 있지 않다.

Q 간기능이 정상인 지방간도 있나?

A 약 10~20%의 지방간 환자에서 간기능 검사 수치가 정상을 보이는 것으로 알려져 있다. 심지어 지방간염이나 간경변증 때에도 간기능 검사인 혈액 검사가 정상일 수 있다. 외국의 연구에 의하면, 이러한 환자의 상당수가 당뇨병 환자였다고 한다. 간기능이 정상이어도 지방간일 수 있으며. 따라서 특히 당뇨병을 가진 환자는 간기능 검사가 정상이라도 초음파 검사와 같은 영상 검사를 통해 지방간 유무를 확인해야 한다.

Q 건강검진에서 지방간이지만 간기능은 정상이라고 하는데, 그냥 놔두어도 되나?

A 비알코올성 지방간 질환은 적극적인 치료가 필요한 질환이다. 서구에서는 원인 미상 간기능 이상의 20% 정도가 비알코

올성 지방간 질환에 의한 것으로 매우 흔하다. 지방간염으로 진행되면 25%는 심각한 정도의 섬유화가 동반되며, 원인 불명의 간경변증 상당수가 비알코올성 지방간 질환에 의한 것으로 보인다. 장기적으로는 비알코올성 지방간 질환은 간질환과 관련된 사망률을 증가시키고 간세포암의 발생에 기여한다. 따라서 비알코올성 지방간 질환은 적극적으로 치료해야 한다.

Q 어떤 약들이 약물 유발성 간염을 일으키나?

A 간손상을 일으킨다고 알려진 약물이나 천연물에 의한 간손상이 독성 간염의 원인이다. 실제 임상에서는 사용빈도가 높은 상용 약물이 대표적인 원인이며, 천연물질로는 한약이나 민간요법 및 대체요법제와 건강기능식품도 흔한 발병 요인이다.

Q 독성 간염을 진단할 수 있는 특별한 검사가 따로 있나?

A 약물 유발성 간염을 진단할 수 있는 특이검사 방법은 없다. 진단을 위해서는 우선 의심되는 약을 다시 복용하여 약물이 간에 미치는 영향을 확인하는 것이 가장 좋은 방법이지만, 이 경우 간손상이 더욱 빠르게 진행될 수 있고 또한 그 정도가 더욱 심해질 수 있기 때문에 윤리적으로 문제가 된다. 따라서 임상적으로 의심하여 약물 복용 전후 상관관계를 추정하는 방

법이 현실적이다.

Q 한 번 독성간염을 일으킨 약은 계속 복용하지 말아야 하나?

A 급성 간부전에 이르는 심한 간손상을 일으킨 약물의 경우 다시 복용하지 않을 것이 권고되지만, 일시적인 간수치 상승을 보였다가 간기능이 회복된 경우 꼭 사용해야 하는 약물이라면 전문의의 진료를 받고 간기능 검사를 추적하면서 조심스럽게 복용해 볼 수 있다.

Q 자가면역성 간염에 걸리면 항상 간경화나 간암으로 진행되나?

A 아니다. 초기에 자가면역성 간염을 발견하면 적절한 면역억제 치료를 통하여 간염을 치료할 수 있고, 염증이 잘 조절되면 간경변증으로 진행하는 것을 막을 수 있다. 다만, 이미 간경변증까지 진행해 있는 상태라면 간암이 발생할 위험도 높으므로, 정기적으로 검사를 받아 혹시 간암에 걸리더라도 조기발견할 수 있도록 한다.

Q 자가면역성 간염 환자는 어떤 식이요법을 해야 하나?

A 자가면역성 간염을 치료할 수 있는 특별한 음식이 있는 것은 아니다. 자가면역성 간염은 원인이 다를 뿐, 다른 간염 환

자와 같은 식생활을 하는 것이 좋다. 가장 중요한 것은 영양을 골고루 섭취하는 것이다. 손상된 간세포가 재생을 하고 간기능이 좋아지기 위해서는 적절한 영양 공급이 꼭 필요하다. 특히 균형 잡힌 식사를 하되, 기름지지 않은 단백질(살코기, 생선, 콩, 두부 등)을 섭취하는 것이 좋다. 간염으로 인해 식욕이 떨어지거나 메스꺼움, 구역질 등의 증상을 겪을 수도 있지만, 영양 공급이 잘 되어야 그런 증상도 빨리 좋아지므로 소량씩 자주 식사를 해서 충분하게 섭취한다.

생선회, 초밥, 육회나 덜 익은 조개, 굴 등 해산물에는 몸에 해로운 세균이 있을 수도 있으니 섭취를 피한다. 또한 금주나 금연해야 하며, 녹즙이나 검증되지 않은 한약재, 건강식품이나 진액, 헛개나무, 인진쑥, 상황버섯, 돌미나리, 봉삼 등 성분 미상의 생약제 복용은 간기능을 악화시킬 위험이 있으므로 피하는 것이 좋다. 다른 병원이나 약국에서 약을 처방 혹은 구입하여 복용하는 경우, 진료 시 약과 처방전을 지참하여 복용해도 좋은지 담당의에게 확인하는 것이 좋다.

자가면역성 간염으로 치료 중이라면 특히 면역이 약해져 있는 시기이므로, 물을 끓여 마시고 음식은 모두 잘 익혀서 섭취하는 것이 좋다. 또한 치료제와 관련하여 뼈가 약해질 수 있으므로 비타민과 칼슘이 부족하지 않도록 채소와 과일, 유제품을 꾸준히 섭취한다.

Q 자가면역성 간염을 치료 중인데 원래 복용하던 약과 같이 먹어도 되나?

A 대부분의 혈압약, 당뇨약, 위장약 등은 자가면역성 간염 치료제와 함께 먹어도 괜찮다. 하지만 고혈압이나 심장병, 뇌졸중 등으로 아스피린을 비롯한 항응고제를 복용하고 있다면 주의해야 한다. 자가면역성 간염 치료제 중 스테로이드는 위장을 약하게 하여 속쓰림이나 위궤양 등을 유발하고, 심한 경우 그 부위에서 출혈이 될 수도 있다. 그런데 아스피린을 복용하고 있는 경우 출혈이 더 많이 나타나며, 출혈 시 지혈이 잘 되지 않는다. 따라서 간염 담당의에게 복용 중인 약을 꼭 알려주고, 필요한 경우 위장 보호제를 함께 복용한다.

Q 자가면역성 간염 환자인데, 임신과 출산이 가능한가?

A 자가면역성 간염이 있어도 임신과 출산이 가능하다. 그러나 자가면역성 간염 환자에서 월경이 불규칙해질 수 있으므로, 그럴 경우 산부인과 진료를 받는 것이 좋다. 또한 자가면역성 간염은 임신 중에는 자연히 호전되지만 출산 직후 갑자기 나빠질 수 있으므로, 출산 이후 추적 검사를 받아야 한다.

자가면역성 간염 치료제를 복용하고 있다면 복용하는 약이 무엇인지 확인해야 한다. 혹시 아자치오프린을 복용 중이라면 피임을 하는 것이 좋고, 일반적으로 임신 중에는 투약을 하지 않는 것을 권한다. 하지만 임신 중인데 스테로이드만으로 치료가 어려운 상황이라면 저용량은 안전하게 사용할 수 있다는 보고가 있으므로, 담당의와 상의하는 것이 좋다. 스테로이드 제제는 임신 중 비교적 안전하게 투약을 지속할 수 있다.

Q 자가면역성 간염 치료를 받고 호전되었는데, 주의할 점은?

A 자가면역성 간염의 치료를 통해 간수치가 정상화되고 증상이 좋아져 잘 유지되는 것을 '관해 상태'라고 한다. 충분한 기간 동안 관해 상태에 이르면 약을 중단해 볼 수 있다. 하지만 자가면역성 간염은 완전히 관해 상태까지 좋아졌다 하더라도 오랜 시간이 지나면 다시 재발할 가능성이 많다. 꾸준히 병원을 방문하여 상태를 확인하고, 혹시 재발하였다고 해도 너무 실망하지 말고 다시 적극적으로 치료를 받으면 충분히 극복할 수 있다.